Jinal Patel
Vilas Patel
Birood Patel

LIGAÇÃO DO PILAR DO IMPLANTE DENTÁRIO

LIGAÇÃO DO PILAR DO IMPLANTE DENTÁRIO

Jinal Patel
Vilas Patel
Birood Patel

LIGAÇÃO DO PILAR DO IMPLANTE DENTÁRIO

ScienciaScripts

Imprint

Any brand names and product names mentioned in this book are subject to trademark, brand or patent protection and are trademarks or registered trademarks of their respective holders. The use of brand names, product names, common names, trade names, product descriptions etc. even without a particular marking in this work is in no way to be construed to mean that such names may be regarded as unrestricted in respect of trademark and brand protection legislation and could thus be used by anyone.

Cover image: www.ingimage.com

This book is a translation from the original published under ISBN 978-620-7-46723-5.

Publisher:
Sciencia Scripts
is a trademark of
Dodo Books Indian Ocean Ltd. and OmniScriptum S.R.L publishing group

120 High Road, East Finchley, London, N2 9ED, United Kingdom
Str. Armeneasca 28/1, office 1, Chisinau MD-2012, Republic of Moldova, Europe
Printed at: see last page
ISBN: 978-620-7-76377-1

ÍNDICE

Capítulo 1: Introdução

O sonho ilusório de substituir dentes em falta por análogos artificiais faz parte da medicina dentária há mil anos. A descoberta coincidente pelo Dr. Per-Ingvar Brånemark e os seus colaboradores da afinidade tenaz entre o osso vivo e os óxidos de titânio, denominada osseointegração, impulsionou a medicina dentária para uma nova era da medicina dentária reconstrutiva.

Inicialmente, os princípios essenciais para obter a osteointegração ditavam a colocação atraumática de um parafuso de titânio em osso viável e um período de cicatrização prolongado, submerso e sem perturbações. Por definição, isto exigia um procedimento cirúrgico em duas fases. Para cumprir este objetivo, foi explorado um mecanismo de acoplamento para a colocação do implante e a eventual fixação de uma extensão transmucosa para restauração. O desenho coronal inicial selecionado foi um hexágono externo com 0,7 mm de altura. No início, o desenho fazia todo o sentido, porque permitia o encaixe de um dispositivo de acoplamento de transferência de binário (suporte de fixação) durante a colocação cirúrgica do implante no osso roscado e a subsequente ligação na segunda fase da extensão transmucosa que, quando utilizada em série, poderia restaurar eficazmente uma arcada edêntula.

Com 20 anos de osseointegração na prática clínica, muito mudou, a eficácia e a previsibilidade dos implantes osseointegrados deixaram de ser um problema. Durante os primeiros anos, a investigação centrou-se em aperfeiçoamentos das técnicas cirúrgicas e dos procedimentos de enxerto. Eventualmente, a ênfase passou para uma variedade de desafios mecânicos e estéticos que continuavam problemáticos e por resolver. Durante este período, o âmbito da utilização de implantes expandiu-se drasticamente da aplicação original em desdentados totais para próteses parciais fixas, substituição de um único dente, maxilofacial e uma miríade de outras aplicações, limitadas apenas pelo engenho e competência do clínico. **Um pilar de implante dentário é formalmente definido como a porção de um implante dentário que serve para suportar e/ou reter um**

prótese.

O desenho hexagonal externo, ad modum Brånemark, originalmente concebido como um mecanismo de acoplamento e de transferência de binário rotacional, evoluiu consequentemente, por necessidade, para um mecanismo protético de indexação e anti-rotacional. A utilização alargada do hexágono resultou numa série de complicações clínicas significativas. Para mitigar estes problemas, o hexágono externo, as suas ligações transmucosas e os seus parafusos de retenção sofreram uma série de modificações.

Em 1992, a English publicou uma visão geral dos implantes hexagonais externos disponíveis na altura, num total de 25 implantes diferentes, todos com a configuração hexagonal padrão da Brånemark. Desde então, o hexágono externo foi modificado e está atualmente disponível em alturas de 0,7, 0,9, 1,0 e 1,2 mm e com larguras planas de 2,0, 2,4, 2,7, 3,0, 3,3 e 3,4 mm, dependendo da plataforma do implante. O número disponível de implantes hexagonais mais do que dµtou O parafuso de retenção do pilar também foi modificado no que respeita ao material, comprimento da haste, número de roscas, diâmetro, comprimento, desenho da rosca e aplicação de binário. Foram também introduzidas no meio dos implantes geometrias de acoplamento de interface de segunda e terceira geração totalmente novas para ultrapassar as deficiências hexagonais intrínsecas. Em simultâneo com a evolução da geometria do acoplamento, foi introduzida uma variedade de novas formas do corpo do implante, diâmetros, padrões de rosca e topografia da superfície.

Atualmente, o médico está sobrecarregado com mais de 90 implantes de forma radicular para selecionar numa variedade de diâmetros, comprimentos, superfícies, plataformas, interfaces e designs de corpos. Praticamente todas as empresas de implantes fabricam um topo hexagonal, uma interface proprietária ou ambos; corpos de implantes de diâmetro "estreito", "standard" e "largo"; implantes maquinados, texturizados e com superfície de hidroxiapatite (HA) e de plasma de titânio (TPS); e uma variedade de comprimentos e formas de corpos.

O módulo da crista é a parte da estrutura do implante que permite a ligação ao pilar e consiste numa plataforma e em características anti-rotação. O sucesso do implante não depende apenas da osteointegração, mas também dos elementos protéticos. Em particular, a ligação entre o implante e o pilar é uma junção fundamental, uma vez que é o principal fator determinante da estabilidade a longo prazo e da resistência dos implantes, o que, por sua vez, determina o resultado final da terapia com implantes. A interface implante-pilar assegura uma distribuição óptima da carga, juntamente com estabilidade lateral e anti-rotativa.

A conexão da interface implante/pilar, por convenção, é geralmente descrita como uma conexão interna ou externa. O fator distintivo que separa os dois tipos é a presença ou ausência de uma caraterística geométrica que se estende acima da superfície coronal do implante (Figura 1.1 e Figura 1.2).

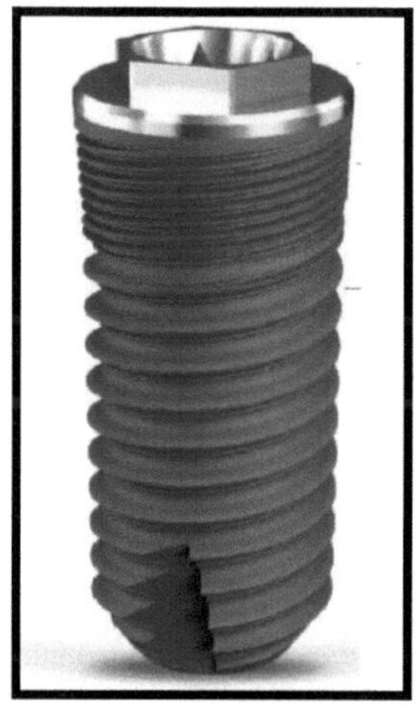

Fig. 1.1: Ligação externaFig

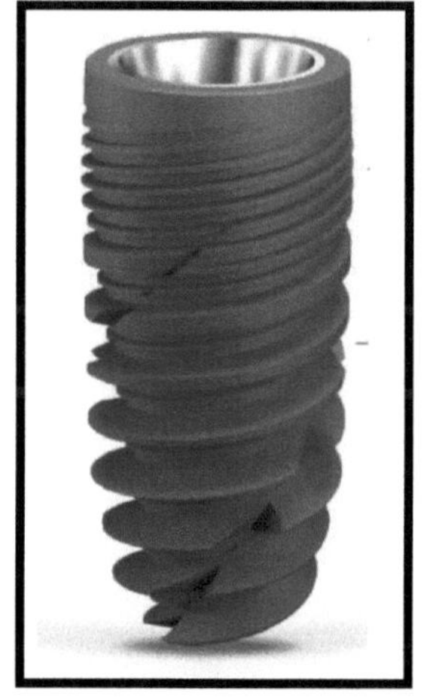

. 1.2: Ligação interna

Capítulo 2: História

Norton MR em (1997) efectuou um estudo in vitro para avaliar a resistência de uma interface cónica interna em comparação com uma interface de junta de topo na conceção de implantes. Foram incluídos no estudo dois sistemas de implantes Astra Tech (interface cónica interna) e Noble Biocare (interface hexágono externo - junta de topo), tendo sido testadas seis unidades de cada sistema. O teste de flexão de 3 pontos foi utilizado para avaliar as resistências relativas dos dois sistemas na interface pilar-fixação e na interface pilar-ponte. Na interface pilar-fixação, o ponto em que a deformação plástica permanente foi registada pela primeira vez para a interface cónica interna foi num momento médio de 1315 N mm, em comparação com o momento médio de 645 N mm para a interface da junta de topo do hexágono externo. Na interface cilíndrica da ponte do pilar, o ponto em que a deformação plástica permanente foi registada pela primeira vez para a interface cónica foi um momento médio de 994 N mm, em comparação com um momento médio de 725 N mm para a interface da junta de topo do hexágono externo. O resultado da análise estatística demonstra uma diferença significativa entre os dois sistemas para ambos os ensaios. Por conseguinte, pode concluir-se que a incorporação de uma interface cónica interna ao nível do pilar de fixação e do cilindro da ponte de pilar melhora drasticamente a capacidade de uma unidade de implante dentário para resistir a forças de flexão num grau estatisticamente significativo.

Norton MR em (1999) realizou um estudo para avaliar o torque de afrouxamento, como uma percentagem do torque de aperto, para os sistemas de implantes ITI Straumann e Astra Tech (diâmetros de 3,5 e 4,0 mm), que utilizam um cone interno de 8 e 11 graus, respetivamente. Os implantes e os pilares dos sistemas ITI e Astra foram montados num dispositivo de torque e foi aplicada uma gama de torques de aperto. Os binários de desaperto foram então medidos e a influência do ângulo do cone, da área de superfície interfacial, da contaminação por saliva e do tempo de atraso para o desaperto foi avaliada. O binário de afrouxamento só excedeu o binário de aperto nos níveis mais elevados, imediatamente antes da falha do componente, quando se esperava uma deformação plástica. Para todos os níveis de torque clinicamente relevantes, tanto num ambiente seco como com componentes banhados em saliva artificial a 37°C, o torque de afrouxamento foi sempre 80% a 90% do torque de aperto, demonstrando que não ocorre soldadura a frio. Verificou-se uma correlação elevada entre o binário de afrouxamento e o binário de aperto para todos os sistemas testados, mas não houve diferença estatística quando se comparou húmido versus seco ou quando se compararam dados individuais para cada sistema. Por conseguinte, pode concluir-se que, para níveis clinicamente relevantes de binário de aperto, não se prevêem problemas no que respeita à recuperabilidade.

Weiss EI *et al.* em (2000) estudaram as alterações nos valores de torque de abertura devido a múltiplos fechos consecutivos com um torque constante dentro e entre diferentes sistemas pilar/implante (A/I). Foram testados três conjuntos idênticos de pilar/implante (A/I) para cada um dos 7 sistemas seguintes: (1) interface cónico morse com pilar de 6 graus (ITI, Straumann) (2) pilar reto cónico morse (Alpha-Bio) (3) interface Spline com pilar fixo (Sulzer Calcitek) (4) interface integral de bordo plano com pilar fixo (Sulzer Calcitek) (5) octógono interno com pilar fixo Omniloc (Sulzer Calcitek) (6) interface hexagonal externa com pilar reto HL (Steri-Oss Bausch & Lomb) e (7) hexágono externo com pilar standard (Brånemark Nobel Biocare). Foram utilizados ciclos repetidos de abertura e fecho para simular in vitro o relaxamento da inserção e o desgaste dos componentes de 7 sistemas pilar/implante (A/I) de 5 fabricantes. Os valores de torque de abertura do parafuso foram registados até 200 fechos consecutivos a 20 N/cm. Verificaram que os sistemas com conexões de cone morse e spline mantiveram consistentemente uma maior resistência à força de abertura. A percentagem de perda de binário variou entre 3% e 20% na abertura imediata, e entre 4,5% e 36% na média dos primeiros 30 ciclos de abertura/fecho. Concluíram que a abertura e o fecho repetidos dos parafusos do pilar do implante causaram uma perda progressiva da retenção do binário com variações entre sistemas.

Gratton DG *et al.* em (2001) investigaram o micro-movimento da articulação do parafuso do implante dentário e a fadiga dinâmica em função do binário de pré-carga variado aplicado aos parafusos do pilar quando testados sob carga clínica simulada. Quinze restaurações de implantes unitários em liga nobre, cada uma contendo um cilindro de ouro hexagonal tipo UCLA, foram distribuídas aleatoriamente por 3 grupos de pré-carga (16, 32 e 48 N.cm). Cada grupo era constituído por 5 implantes (cada um com 3,75 × 15 mm) e 5 parafusos de pilar quadrados em liga de ouro. O resultado deste estudo foi que o grupo de 16 N.cm apresentou maior micro-movimento na interface implante-pilar.

Khraisat A *et al.* em (2002) efectuaram um estudo para avaliar o efeito do desenho da articulação na resistência à fadiga e no modo de falha de 2 sistemas de implantes de um só dente: Branemark e ITI, nos quais são utilizados uma articulação hexagonal mediada e uma interface implante/pilar cónica interna de 8 graus, respetivamente. Sete implantes de 10 mm de cada sistema de implantes foram embutidos a uma profundidade de 7 mm em blocos cilíndricos de resina acrílica. Os pilares CeraOne e Solid com fundições cimentadas foram montados nos implantes Brånemark e ITI, respetivamente. Foi aplicada uma carga cíclica de 100 N perpendicularmente ao eixo longo das montagens a uma taxa de 75 ciclos/min. Para investigar a resistência dos espécimes à fadiga durante 6 anos de funcionamento simulado, foi definido um objetivo de 1.800.000 ciclos. Resultado para o grupo Brånemark, o parafuso do pilar de liga de ouro em todos os espécimes fracturou entre 1.178.023 e 1.733.526 ciclos com um desvio padrão de 224.477 ciclos. Para o grupo ITI, todos os espécimes não registaram qualquer falha até 1.800.000 ciclos. A análise estatística mostrou uma diferença altamente significativa entre os dois grupos (P.000582). A partir dos resultados, pode concluir-se que o efeito da conceção da articulação na resistência à fadiga e no modo de falha do sistema de implante dentário unitário ITI foi significativamente melhor (P .001) do que o sistema de implante dentário unitário Brånemark testado.

Kitagawa T *et al.* em (2005) realizaram um estudo para investigar a influência do design das articulações implante/pilar no afrouxamento do parafuso do pilar num sistema de implante dentário, utilizando a análise dinâmica não linear do método dos elementos finitos (MEF). Este estudo de simulação de elementos finitos utilizou dois sistemas de implantes dentários: o sistema de implantes Ankylos com uma junta cónica (modelo de tipo de junta cónica) e o sistema de implantes Branemark com uma junta hexagonal externa (modelo de tipo de junta hexagonal externa). A análise dinâmica não linear foi efectuada utilizando a análise tridimensional de elementos finitos. Ao comparar o movimento do modelo de articulação de tipo cónico e do modelo de articulação de tipo hexagonal externo, verificou-se que o modelo de articulação de tipo hexagonal externo apresentava um maior movimento do que o modelo de articulação de tipo cónico. O modelo de junta do tipo hexagonal externa apresentou movimento de rotação, enquanto o movimento do modelo de junta do tipo cónica não apresentou rotação. Por conseguinte, pode concluir-se que a análise dinâmica não linear utilizada neste estudo demonstrou claramente as diferenças na rotação dos componentes em sistemas de implantes dentários com articulações cónicas ou hexagonais externas.

Maeda Y *et al.* em (2005) efectuaram um estudo para esclarecer a diferença nos padrões de distribuição de tensão entre implantes com sistemas de conexão hexagonal externa ou interna utilizando modelos in vitro. Foram instalados três dispositivos de 13 mm com conexões hexagonais externas e internas num análogo ósseo em acrílico. Foram ligados pilares de uma peça com 7 mm de altura. Foram colocados extensómetros na superfície do pilar e nas áreas cervical e da ponta do fixador da superfície do análogo ósseo. A carga vertical e horizontal aplicada foi de 30 N. Os dados foram normalizados para cada modelo, obtendo-se valores relativos à soma dos três valores. Foi encontrado praticamente o mesmo padrão de distribuição de forças sob carga vertical em ambos os sistemas. As fixações com hexágono externo mostraram um aumento da deformação na área cervical sob carga horizontal, enquanto que nas fixações com hexágono interno a deformação foi na área da ponta da fixação. Por conseguinte, pode concluir-se que os dispositivos de fixação com hexágono interno apresentaram uma distribuição de forças mais alargada até à ponta do dispositivo de fixação, em comparação com os dispositivos com hexágono externo.

Piermatti J *et al.* em (2006) efectuaram um estudo sobre o efeito do desenho da conexão na estabilidade do parafuso. Foram testados quatro sistemas de implantes: Bio-Lok (hexágono externo; Bio-Lok International); Zimmer (conexão interna; Zimmer Dental); Nobel Biocare (hexágono externo; Nobel Biocare); e Astra Tech (conexão interna; Astra Tech Inc.). Concluíram que as amostras Bio-Lok perderam uma média de 10% dos valores de torque originais, o grupo Astra Tech perdeu quase todo o torque e afrouxou, enquanto as amostras Zimmer e Nobel Biocare perderam uma média de 50% do torque, mas não afrouxaram. Embora as conexões internas sejam clinicamente favorecidas, este estudo não demonstrou qualquer vantagem relativamente ao afrouxamento do parafuso. No entanto, o desenho do parafuso pode ser um fator significativo no afrouxamento da articulação.

Erneklint C *et al.* em (2006) estudaram a resistência à carga num sistema de implante cónico, comparando combinações de 2 ângulos diferentes da cabeça do pilar e 3 materiais diferentes de parafusos de retenção. Os materiais dos parafusos de retenção (liga de titânio, liga de ouro e titânio comercialmente puro) foram testados com ângulos da cabeça do pilar de 20 e 45 graus. Foram preparados seis grupos, cada um contendo dez espécimes. Concluíram que o titânio comercialmente puro e o parafuso de retenção de liga de titânio no grupo do pilar de 45 graus tinham valores quase iguais (529,528 N, respetivamente), enquanto o parafuso de liga de ouro tinha valores significativamente mais baixos (456 N). No grupo do pilar de 20 graus, o titânio comercialmente puro tinha valores significativamente mais elevados (1570N) do que o parafuso de titânio e de liga de ouro (1327,1280N, respetivamente) e uma ligação cónica de ângulo acentuado (20 graus) suportava a força não axial em maior medida do que uma ligação cónica de 45 graus.

Steinebrunner L *et al.* em (2008) realizaram um estudo para avaliar a influência da carga dinâmica a longo prazo na resistência à fratura de diferentes conexões implante-pilar. Foram testados seis sistemas de implantes: dois sistemas com conexões externas (Branemark, Compress) e quatro sistemas com conexões internas (Frialit-2, Replace-Select, Camlog, Screw-Vent). A resistência à fratura foi testada em dois subgrupos para cada sistema: um subgrupo com (dinâmico) e o outro sem carga dinâmica prévia. Cada subgrupo consistiu em oito espécimes com combinações padrão de implante-pilar para coroas de molares individuais. A carga dinâmica foi realizada num simulador de mastigação de dois eixos com 1.200.000 ciclos de carga a 120 N. As forças de fratura medianas em Newton (N) e os percentis 25 e 75 [entre parêntesis] foram: Branemark: dyn=729 [0;802]/contr=782 [771;811], Frialit-2: dyn=0 [0;611]/contr=887 [798;941], Replace-Select: dyn=1439 [1403;1465]/contr=1542 [1466;1623], Camlog: dyn=1482 [1394;1544]/contr=1467 [1394;1598], Screw-Vent: dyn=0 [0;526]/contr=780 [762;847] e Compress: dyn=818[0;917]/contr=1008 [983;1028]. Em alguns subgrupos dinâmicos, as falhas da ligação implante-pilar ocorreram já durante a carga dinâmica: três espécimes dos grupos Branemark e Compress e seis espécimes dos grupos Screw-Vent e Frialit-2 falharam durante a carga dinâmica. Foram encontradas diferenças estatisticamente significativas (P0,05) na resistência à fratura entre os grupos com diferentes designs de conexão. Por conseguinte, pode concluir-se que os sistemas de implantes com conexões internas longas de tubo em tubo e fixação por ranhura de came apresentaram vantagens no que diz respeito à longevidade e à resistência à fratura em comparação com os sistemas com designs de conexões internas ou externas mais curtas.

Dittmer S *et al.* **em (2011)** efectuaram um estudo sobre o efeito do design da conexão do pilar do implante na capacidade de suporte de carga e no modo de falha dos implantes. Os sistemas de implantes incluídos foram Astra Tech, Bego, Camlog, Friadent, Nobel Biocare e Straumann. Os implantes foram incorporados separadamente em tubos de aço inoxidável utilizando poliuretano, num total de 30 espécimes.

Os espécimes foram carregados estaticamente sob um ângulo de 30 graus em relação ao eixo do implante numa máquina de ensaios universal, utilizando uma configuração de ensaio de acordo com a norma ISO 14801. O resultado deste estudo foi que o tipo de desenho da conexão implante-pilar teve uma influência significativa na capacidade de carga. A força máxima média para a Astra Tech (cónica interna/hexágono) é de 768 N, para a Bego (junta de topo interna com matriz cónica interna curta/hexágono) é de 1129 N, para a Camlog (junta de topo interna) é de 999 N, para a Friadent (interface cónica interna/sem índice) é de 624 N, para a Noble Biocare (junta de topo externa) é de 944 N e para a Straumann (interface cónica interna/octogonal) é de 606 N.As forças em que se observou a ocorrência de deformação plástica foram: Astra Tech 430N, Bego 955N, Camlog 891N, Friadent 368N, Noble Biocare 635N, Straumann 456N. O desenho da conexão implante-pilar teve uma influência significativa na capacidade de suporte de carga e no modo de falha dos implantes; no entanto, todos os desenhos de conexão implante-pilar que foram testados resistiram às forças clinicamente relevantes.

Gracis S *et al* em (2012) avaliaram a precisão das impressões ao nível do implante em casos com pilares/reconstruções de conexão interna e externa, e a incidência de complicações técnicas de pilares de conexão interna e externa à base de metal ou zircónia e reconstruções de implante único. Sete estudos in vitro foram incluídos na revisão para avaliar a precisão da impressão ao nível do implante. Catorze estudos clínicos sobre pilares/reconstruções à base de metal e cinco estudos clínicos sobre pilares/reconstruções à base de zircónia satisfizeram os critérios de inclusão. Concluíram que a precisão da moldagem ao nível do implante pode ser influenciada por um número de variáveis (tipo de conexão do implante, desenho da conexão, paralelismo entre múltiplos implantes, material de moldagem e técnica utilizada) e a incidência de fratura dos pilares à base de metal e à base de zircónia e a dos parafusos do pilar não parece ser influenciada pelo tipo de conexão. O afrouxamento dos parafusos do pilar foi a complicação técnica mais frequente. O tipo de conexão parece ter uma influência na incidência do afrouxamento do parafuso: foram registados mais parafusos soltos para sistemas de implantes conectados externamente para ambos os tipos de materiais.

Sahabi M *et al* (2013) efectuaram um estudo para determinar a influência da mudança de plataforma na distribuição da tensão de dois sistemas de implantes diferentes utilizando modelos de elementos finitos tridimensionais (3D). Foram criados seis modelos de elementos finitos em 3D para reproduzir dois sistemas de implantes diferentes com tecido ósseo peri-implantar, nos quais foram representadas seis configurações diferentes de implante-pilar: modelo XiVEa: implante de 3,8 mm de diâmetro e pilar de 3,8 mm de diâmetro; modelo XiVE-b (modelo de comutação de plataforma): Implante de 4,5 mm de diâmetro e pilar de 3,8 mm de diâmetro; modelo XiVE-c: Implante de 4,5 mm de diâmetro e pilar de 4,5 mm de diâmetro; modelo 3i-a: Implante de 4,0 mm de diâmetro e pilar de 4,1 mm de diâmetro; modelo 3i-b (modelo de troca de plataforma): Implante de 5,0 mm de diâmetro e pilar de 4,1 mm de diâmetro; modelo 3i-c: Implante de 5,0 mm de diâmetro e pilar de 5,0 mm de diâmetro. Foram aplicadas cargas verticais e oblíquas de 100N a todos os modelos. O resultado deste estudo foi que, embora o padrão de distribuição de tensões fosse semelhante para ambas as situações de carga, a carga oblíqua resultou numa maior intensidade e numa maior distribuição de tensões do que a carga axial, tanto no osso cortical como na interface implante-pilar. Em ambos os sistemas de implantes, o design de troca de plataforma reduziu a concentração de tensão na crista óssea e deslocou-a para a área da interface implante-pilar.

Enkling N *et al* **(2013)** realizaram um estudo para testar a hipótese de que a troca de plataforma tem um impacto positivo nas alterações do nível ósseo da crista após 3 anos. Dois implantes com um diâmetro de 4 mm foram inseridos na crista da mandíbula posterior de 25 pacientes. A atribuição intra-individual da troca de plataforma (plataforma de 3,3 mm) e do implante padrão (plataforma de 4 mm) foi aleatória. Concluíram que, aos 3 anos, a perda óssea peri-implantar radiográfica média foi de 0,69 ± 0,43 mm (platform switching) e 0,74 ± 0,57 mm (plataforma padrão). A diferença média intra-individual foi de 0,05 ± 0,58 mm (intervalo de confiança de 95%: -0,19, 0,29). Verificou-se que a alteração do nível ósseo da crista dependeu do tempo (p < .001), mas não do tipo de plataforma (p

= .363).

Sivolella S *et al.* **em (2013)** estudaram o efeito da força em pilares com 4,1 ou 5,0 mm de diâmetro ligados a um implante de 5,0 mm utilizando a análise de elementos finitos. Foi desenvolvido um modelo CAD 3D de um implante hexagonal externo de 5 x 11,5 mm, completo com um parafuso de ligação e dois pilares, um com 4,1 e outro com 5 mm de diâmetro, para avaliar a influência de duas condições de carga, ou seja, 200 N carregados axialmente ou descentrados na parte superior do pilar. O resultado deste estudo foi que foram transmitidas maiores tensões ao osso na área abaixo do colo do implante no caso do pilar de maior diâmetro. Quando se considerou o pilar mais estreito, as linhas de tensão permaneceram confinadas ao metal e foram transferidas para o osso numa posição mais distal. Quando as tensões no osso foram comparadas sob carga não simétrica dos pilares de maior e menor diâmetro, as tensões atingiram valores mais baixos no pilar de menor diâmetro. Concluíram que a mudança de plataforma consegue uma melhor e mais uniforme distribuição das tensões peri-implantares derivadas de cargas oclusais simuladas nas margens ósseas.

Lee J-H *et al* (2014) efectuaram um estudo para avaliar a deslocação axial dos pilares durante os procedimentos clínicos através do torque de aperto e da carga cíclica. Foram utilizados dois sistemas de conexão implante-pilar diferentes (conexão de junta de topo externa [EXT]; conexão cónica interna cónica [INT]). Para cada sistema de conexão de implante, foram fabricados os moldes principais com duas réplicas de implante, anguladas a 10° uma da outra. Foram montados e apertados quatro tipos de coifas de impressão com os implantes correspondentes (coifa de impressão de transferência hexagonal, coifa de impressão de transferência não hexagonal, coifa de impressão de recolha hexagonal, coifa de impressão de recolha não hexagonal). Os pilares esplintados em resina e a prótese final foram montados. A deslocação axial foi medida a partir do comprimento de cada conjunto, que foi avaliado repetidamente, após um aperto de torque de 30 Ncm. Após uma carga cíclica de 250 N da prótese final durante 1.000.000 de ciclos, foi registada uma deslocação axial adicional. Verificou-se uma maior deslocação axial no grupo INT do que no grupo EXT nas coifas de impressão, nos pilares esplintados em resina e na prótese final. Verificou-se uma menor deslocação axial na coifa de impressão de 1 peça do tipo non-hex transfer do que noutros tipos de coifas de impressão no grupo INT. Verificou-se uma maior deslocação axial na prótese final do que nos pilares esplintados de resina nos grupos INT e EXT. Após uma carga cíclica de 250 N na prótese final, o grupo INT apresentou uma deslocação axial superior à do grupo EXT. Por conseguinte, pode concluir-se que a conexão cónica interna cónica demonstrou uma quantidade variável de deslocamento axial com o torque de aperto e a carga cíclica.

Canullo L *et al* em (2014) efectuaram um estudo para avaliar a microflora bacteriana presente no interior da conexão do implante e no fluido do sulco peri-implantar de implantes saudáveis, e para analisar as relações entre estes locais de abrigo para quatro sistemas de implantes diferentes após, pelo menos, 5 anos de carga funcional. Foi efectuado um estudo transversal que envolveu 40 pacientes tratados com pontes cimentadas metalo-cerâmicas suportadas por, pelo menos, dois implantes saudáveis com carga funcional durante 5 anos. Foram estudadas quatro conexões implante-pilar diferentes: hexágono externo (grupo de controlo), hexágono interno duplo (grupo de teste 1), hexágono interno com colar externo (grupo de teste 2) e conexão cónica (grupo de teste 3). As amostras para análise microbiológica foram obtidas de três tipos de locais: sulcos peri-implantares, interior das conexões e superfície dos pilares e, como controlo, sulcos gengivais dos dentes vizinhos.

Relativamente à análise da positividade a bactérias no sulco peri-implantar não foram observadas diferenças significativas. Analisando o interior da conexão, nenhum dos desenhos de conexão teve a capacidade de impedir a fuga microbiológica através do microgap implante/pilar. O grupo de teste 3 apresentou os valores médios mais baixos para as bactérias do complexo vermelho e o grupo de controlo os mais altos, embora as diferenças não tenham sido significativas. A significância estatística só foi atingida para o Treponema denticola na análise da carga bacteriana no interior da conexão. Os grupos de teste 1 e 2 produziram valores mais baixos para as bactérias do complexo laranja, mas apenas para os micros Peptostreptococos as diferenças resultaram significativas. Os grupos de teste 2 e 3 apresentaram contagens bacterianas totais significativamente mais baixas no sulco peri-implantar e no interior da conexão. Os resultados sugeriram que todas as conexões analisadas resultaram contaminadas após 5 anos de carga funcional. Contudo, o desenho da conexão pode influenciar qualitativa e quantitativamente os níveis de atividade bacteriana, especialmente no interior da conexão do implante.

Asvanund P em (2014) comparou as características de transferência de carga de uma restauração de arcada completa suportada por 4 implantes, com ligações externas e internas do pilar do implante. Foram utilizados modelos de resina epóxi para simular o osso. Foram colocados nos modelos dois tipos de implantes (Replace Select Internal-Interface Tapered Implants e Replace Select External- Interface Tapered Implants). Os extensómetros foram colados ao nível da ligação implante-pilar dos espécimes com 3 condições de carga (a) carga de 4 pontos, (b) carga anterior de 2 pontos e

(c) Carga lateral de 2 pontos. Em todas as condições de carga, registaram-se diferenças de tensão entre a conexão implante-pilar externa e a conexão implante-pilar interna. A conexão implante-pilar interna resultou em tensões mais baixas ao nível da conexão e concluiu que os valores de deformação gerados pela carga vertical ao nível da conexão implante-pilar de restaurações fixas de arcada completa suportadas por 4 implantes com conexões implante-pilar externas eram mais elevados do que as conexões implante-pilar internas quando carregadas verticalmente anteriormente, unilateralmente e em arco cruzado.

Kutan-Misirlioglu E *et al* (2014) descreveram um estudo de ensaio clínico controlado e aleatório com o objetivo de testar a hipótese de que ocorrerá menos reabsorção quando os implantes platform-switching são colocados 1 mm abaixo do nível ósseo. Um total de 56 implantes seleccionados aleatoriamente foram inseridos bilateralmente, 1 mm abaixo do nível ósseo (grupo de teste, 28 implantes) ou ao nível ósseo (grupo de controlo, 28 implantes) das regiões posteriores dos pacientes. A reabsorção óssea marginal foi examinada através de radiografias periapicais tiradas com a técnica paralela no momento da cimentação da coroa e no terceiro, sexto, 12º e 36º meses após a carga protética. Após 3 anos, a perda óssea vertical radiográfica média no grupo de controlo foi significativamente menor do que no grupo de teste (0,56 +/- 0,35 mm e 1,21 +/- 1,05 mm, respetivamente) e concluiu-se que ocorreram mais reabsorções ósseas marginais após o terceiro ano de carga em implantes colocados 1 mm abaixo do nível ósseo. No entanto, as reabsorções não atingiram a rosca dos implantes. Quando o implante tem de ser colocado abaixo do nível ósseo para criar um perfil de emergência adequado, é útil a utilização de implantes com design de troca de plataforma.

Chrcanovic BR *et al.* **em (2014)** realizaram um estudo para testar a hipótese nula de não haver diferença nas taxas de insucesso dos implantes, perda óssea marginal (MBL) e infeção pós-operatória em pacientes que receberam implantes platform-switched ou implantes platform-matched, contra a hipótese alternativa de uma diferença. Foram incluídas vinte e oito publicações, com um total de 1216 implantes com plataforma trocada (16 falhas; 1,32%) e 1157 implantes com plataforma compatível (13 falhas; 1,12%). Registou-se uma menor perda óssea marginal nos implantes com platform-switching do que nos implantes com platform-matching. O resultado deste estudo foi que se observou um aumento da diferença média da perda óssea marginal entre os procedimentos com o aumento do tempo de seguimento e com o aumento da discrepância entre a plataforma do implante e o pilar.

Herekar M *et al* **(2014)** efectuaram um estudo para avaliar a influência da mudança de plataforma na perda óssea peri-implantar. Incluíram literatura, estudos clínicos e relatos de casos relativos à redução da perda óssea crestal e à obtenção de melhores resultados estéticos através da mudança de plataforma. Os artigos foram revistos até outubro de 2011 e um total de 15 estudos foram incluídos na análise. O resultado deste estudo foi que a perda óssea marginal à volta dos implantes com platform switching foi significativamente menor do que a dos implantes com platform matching (diferença média [MD]:

-0,34; intervalo de confiança de 95% [IC]: -0,37 a -0,30; P , 0,00001). Concluíram que a troca de plataforma parece preservar o osso peri-implantar e os níveis de tecido mole.

Bouazza-Juanes K *et al* **(2015)** estudaram o efeito da comutação da plataforma na distribuição das tensões no osso peri-implantar utilizando o método dos elementos finitos. Foi utilizado um modelo realista de análise de elementos finitos 3D totalmente mandável que representa o osso cortical e o osso trabecular para estudar a distribuição da tensão no osso induzida por um implante de diâmetro

4,1 mm. Foram modelados dois pilares. O primeiro, com um diâmetro de 4,1 mm, foi utilizado no modelo de referência para representar um implante convencional. O segundo, de 3,2 mm de diâmetro, foi utilizado para representar o implante com platform switching. Ambos os modelos foram sujeitos a cargas mastigatórias axiais e oblíquas. Os resultados mostraram que, embora não tenham sido encontradas diferenças relevantes para o osso trabecular, a utilização da comutação da plataforma reduz o nível máximo de tensão no osso cortical em quase 36% com cargas axiais e em 40% com cargas oblíquas.

Linkevicius T *et al* **(2015)** realizaram um estudo para avaliar os níveis de crista óssea em redor de implantes com platform switching colocados em tecido mucoso fino e espesso. Oitenta pacientes (38 homens e 42 mulheres, idade média de 44 anos) receberam 80 implantes de nível ósseo de 4,1 mm de diâmetro com platform switching. A espessura do tecido foi medida e os casos foram distribuídos pelo Grupo 1, com tecido mole fino (2 mm ou menos, n = 40), e pelo Grupo 2, com tecido espesso (mais de 2 mm, n

= 40) e os implantes foram colocados com uma abordagem de uma fase e restaurados com restaurações aparafusadas. Foi efectuado um exame radiográfico após a colocação do implante, 2 meses após a cicatrização, após a restauração e no seguimento de 1 ano após a reconstrução. O resultado deste estudo foi que os implantes do Grupo 1 (tecido fino) apresentaram 0,79 mm de perda óssea após 2 meses e 1,17 mm após 1 ano de seguimento. Os implantes do Grupo 2 (tecido espesso) apresentaram uma perda óssea de 0,17 mm após 2 meses da colocação do implante e de 0,21 mm após 1 ano de seguimento. As diferenças entre os grupos foram significativas (p <0,001) em ambos os pontos temporais. Assim, pode concluir-se que a troca de plataforma não evita a perda óssea da crista se, aquando da colocação do implante, o tecido da mucosa for fino. Em tecido mole espesso, a utilização de implantes platform-switched manteve o nível de osso da crista com remodelação mínima.

Carvalho BA *et al* em (2015) realizaram um estudo para avaliar o efeito da ciclagem mecânica no torque do parafuso de retenção em implantes de hexágono externo com plataforma switching (PS), plataforma regular (RP) e plataforma larga (WP) e um total de 30 espécimes foram divididos igualmente em 3 grupos. Cada espécime foi preparado com implantes: 3,75 x 10 mm para o grupo de plataforma regular e 5,0x10 mm para os grupos de plataforma comutável e plataforma larga e o seu respetivo pilar com um torque de 32 N.cm. Todos os grupos foram submetidos a 106 ciclos com 100 N (correspondendo a cerca de 40 meses de mastigação). O grupo platform switching apresentou uma diferença estatisticamente significativa no torque de remoção do parafuso (30,06±5,42) em comparação com os grupos plataforma regular (23,75±2,76) e plataforma larga (21,32±3,53) (p<0,05); os grupos plataforma regular e plataforma larga não apresentaram diferença estatisticamente significativa entre si. Concluiu-se que o grupo de troca de plataforma apresentou maior valor de torque reverso, sugerindo menor suscetibilidade de afrouxamento do parafuso do pilar.

Watanabe F *et al* em (2015) realizaram um estudo para investigar a resistência à fratura utilizando um teste de torção na interface entre o implante e o pilar. Trinta implantes de parafuso de titânio de cinco diâmetros diferentes (3,3, 3,8, 4,3, 5,0 e 6,0 mm) com ligações implante-pilar tubo-em-tubo (CAMLOG Biotechnologies) foram utilizados como espécimes de teste. Os implantes de cada tamanho foram ligados aos pilares com parafusos de pilar apertados a 20 N.cm. Foi aplicada tensão mecânica com uma velocidade de rotação de 3,6

°/min até ocorrer a fratura, e foram medidos o torque máximo (torque de fratura) e a resistência à torção. Não foram encontradas diferenças significativas no torque médio de fratura entre os implantes de 3,3, 3,8 e 4,3 mm de diâmetro, mas foram encontradas diferenças significativas entre estes tamanhos e os implantes de 5,0 e 6,0 mm de diâmetro (p < 0,01). Relativamente à resistência média à torção, foram encontradas diferenças significativas entre os implantes de 3,3, 3,8 e 4,3 mm de diâmetro e os implantes de 5,0 e 6,0 mm de diâmetro (p < 0,01). Por conseguinte, pode concluir-se que os implantes de diâmetro mais pequeno demonstraram um torque de fratura e uma resistência à torção mais baixos do que os implantes com diâmetros maiores e, nas conexões internas tubo-em-tubo, foram destruídas três projecções do pilar correspondentes a entalhes de prevenção de rotação em cada implante.

Bordin D *et al* **(2016)** realizaram um estudo para avaliar a fiabilidade de implantes dentários de diâmetro estreito (NDIs) com geometria macro semelhante e 3 designs de conexão implante-pilar. Oitenta e quatro implantes de diâmetro estreito (3,5×10 mm) foram seleccionados e divididos em 4 grupos (n = 21/grupo) de acordo com o desenho da conexão implante-pilar, como se segue: EH - hexágono externo, IH - hexágono interno, IC - cónico interno, e IC-M - cónico interno ligado a um pilar monolítico de titânio. Os pilares idênticos foram torcidos aos implantes e as coroas padronizadas dos incisivos superiores foram cimentadas e submetidas a um teste de vida acelerado por esforço gradual (SSALT) em água. Os valores beta (β) foram: 1,48 para o Conical Interno, 1,40 para o pilar de titânio Conical-Monolítico Interno, 8,54 para o Hexágono Externo e 1,98 para o Hexágono Interno, indicando que a acumulação de danos foi um fator de aceleração para a falha de todos os grupos. A 75 N, a probabilidade de sobrevivência não foi significativamente diferente entre os grupos. Observou-se uma diminuição da fiabilidade para todos os grupos a 200 N, sem diferenças significativas entre IC (81,71%) e IC-M (94,28%), ou entre EH e IH (0%), que apresentaram os valores mais baixos. As falhas do EH restringiram-se principalmente ao parafuso, enquanto o IH envolveu a fratura do parafuso e do implante. As falhas IC e IC-M restringiram-se às falhas protéticas (fratura e flexão) e concluíram que os implantes estreitos com conexões hexagonais externas ou internas apresentaram a menor fiabilidade a cargas elevadas em comparação com as conexões cónicas internas. Os modos de falha diferiram entre as conexões.

de Oliveira Silva TS *et al.* em (2016) realizaram um estudo in vitro para avaliar a influência de um índice hexagonal interno no torque de remoção e na força de remoção por tração de diferentes pilares de conexão cone Morse submetidos à ciclagem termomecânica. Quarenta implantes de cone Morse com os respectivos pilares foram divididos em 4 grupos (n=10): pilar reto sem índice (PRNI); pilar reto com índice (PRI); pilar angulado sem índice (PANI); e pilar angulado com índice (PAI). Cada pilar recebeu um torque de inserção de 15 Ncm e o torque de remoção foi registado antes e depois da ciclagem termomecânica (106 ciclos, 2 Hz, carga de 130 N). A análise estatística mostrou diferenças significativas nos valores de torque de remoção intragrupo antes e depois da ciclagem termomecânica (P<.05). Não foram encontradas diferenças estatisticamente significativas entre os grupos experimentais no torque de remoção do parafuso protético após a ciclagem. O fator índice (P=.028) foi significativo para a força de remoção por tração e concluiu que o tipo de pilar não influenciou significativamente o torque de remoção ou a força de remoção por tração após a ciclagem. No entanto, a presença do índice hexagonal interno reduziu significativamente a força necessária para desalojar o pilar do implante.

de Medeiros RA *et al* em (2016) realizaram uma revisão sistemática para avaliar a perda óssea marginal por análise radiográfica ao redor de implantes dentários com conexões internas ou externas. A partir de uma triagem inicial de 595 referências e após considerar os critérios de inclusão e exclusão, 17 artigos foram seleccionados para esta revisão. Um total de 2708 implantes foram colocados em 864 pacientes. Relativamente ao tipo de conexão, 2347 implantes tinham conexões internas e 361 implantes tinham conexões externas. A maioria dos estudos mostrou valores de perda óssea marginal mais baixos para implantes de conexão interna do que para implantes de conexão externa. Os implantes dentários osseointegrados com conexão interna apresentaram uma perda óssea marginal inferior aos implantes com conexões externas. Esta conclusão resulta principalmente do conceito de platform switching, que é mais frequente em implantes com conexões internas.

Anchieta RB *et al* **em (2016)** fizeram um estudo sobre a Sobrevivência e modos de falha: platform switching para próteses dentárias fixas cimentadas com hexágono interno e externo. Este estudo avaliou a probabilidade de sobrevivência (fiabilidade) de próteses dentárias fixas (FDPs) com platform switched cimentadas em diferentes designs de conexão implante-pilar. Oitenta e quatro próteses dentárias fixas de três unidades (pôntico molar) foram cimentadas em pilares ligados a dois implantes de conexão hexagonal externa ou interna. Foram constituídos quatro grupos (n = 21 cada): conexão de hexágono externo e plataforma regular (ERC); conexão de hexágono externo e plataforma comutada (ESC);

hexágono interno e plataforma regular (IRC); e hexágono interno e plataforma comutada (ISC). As próteses foram submetidas a ensaios de vida acelerados em água. A resistência caraterística foi superior apenas para a conexão de hexágono externo e plataforma regular (ERC) em comparação com a conexão de hexágono externo e plataforma comutada ESC, mas não foi diferente entre as conexões internas. As falhas envolveram principalmente o parafuso do pilar. A mudança de plataforma diminuiu a probabilidade de sobrevivência de FDPs em ambas as conexões externas e internas. A ausência de perda de resistência caraterística observada nas ligações hexagonais internas favorece a sua utilização em comparação com as ligações hexagonais externas com plataforma comutada.

Duque AD *et al* em (2016) efectuaram um estudo sobre a Prevalência de doença peri-implantar em implantes platform switching. O objetivo deste estudo foi avaliar a prevalência de mucosite e peri-implantite associada à utilização de dois tipos de implantes - convencional versus platform switching - após um ano de carga. Foi efectuado um estudo longitudinal de 64 implantes em 25 pacientes. Foram analisadas variáveis clínicas, como a profundidade da bolsa clínica e a hemorragia à sondagem, placa bacteriana, mobilidade, recessão gengival, perda de inserção clínica e perda óssea radiográfica. A definição de caso para peri-implantite foi estabelecida como bolsas de $\geq$ 5 mm com hemorragia e perda óssea $\geq$ 2 mm. Um ano após a carga do implante, a prevalência de mucosite e peri-implantite com implantes convencionais (CIs) foi de 81,2% e 15,6%, respetivamente. Para os implantes platform switched (PSIs), a prevalência foi de 90% e 6,6%, respetivamente. Estas diferenças não foram estatisticamente significativas (p = 0,5375). No entanto, registou-se uma tendência para uma menor prevalência de peri-implantite com implantes platform switching.

Rocha S *et al* em (2016) realizaram um estudo para avaliar as diferenças no desempenho clínico e nos níveis de osso crestal entre implantes restaurados com coroas unitárias com pilares platform-matched ou platform-switched após 3 anos. O estudo incluiu pacientes adultos com falta de dois ou mais dentes adjacentes na mandíbula posterior com dentes naturais mesiais ao local do implante. A carga convencional foi efectuada com coroas cimentadas. Sessenta e três pacientes com um total de 135 implantes (66 com plataforma compatível, 69 com plataforma alternada) foram analisados e verificou-se que, desde a cirurgia até aos 36 meses, a perda óssea média foi de 0,28 +/-0,56 mm para o grupo com plataforma alternada e 0,68 +/- 0,64 mm para o grupo com plataforma compatível. Foi encontrada uma diferença estatisticamente significativa entre os grupos (p = 0,002) com uma estimativa de 0,39 mm (0,15-0,64, 95% CI) a favor da troca de plataforma. Assim, pode concluir-se que, após 3 anos, as restaurações com platform-switching mostraram um efeito significativo na preservação dos níveis ósseos marginais em comparação com as restaurações com platform-matching.

Macedo JP *et al* **em (2016)** estudaram os potenciais benefícios da utilização de conexões de implantes dentários com cone Morse associadas a pilares de troca de plataforma de pequeno diâmetro. Dos 287 estudos identificados, foram seleccionados 81 estudos relevantes e recentes. Os resultados indicaram uma ocorrência reduzida de peri-implantite e perda óssea ao nível do pilar/implante associada a implantes com cone Morse e um pilar de troca de plataforma de diâmetro reduzido. Concluíram que as conexões cónicas Morse associadas à troca de plataforma mostraram menos inflamação e possível perda óssea nos tecidos moles peri-implantares.

Lemos CA *et al* **em (2017) tiveram como** objetivo responder à questão PICO: - Os pacientes que receberam implantes de conexão externa apresentam taxas de perda óssea marginal, sobrevivência do implante e complicações semelhantes aos implantes de conexão interna através da sua revisão sistemática e meta-análise. Foram incluídos onze estudos (sete RCTs e quatro estudos prospectivos), com um total de 530 pacientes (idade média de 53,93 anos), que receberam um total de 1089 implantes (461 implantes de conexão externa e 628 implantes de conexão interna). Os implantes de conexão interna apresentaram menor perda óssea marginal do que os implantes de conexão externa (P < 0,00001; diferença média (MD): 0,44 mm). Não foram observadas diferenças significativas nas taxas de sobrevivência e de complicações dos implantes. Por conseguinte, pode concluir-se que as conexões internas tiveram uma menor perda óssea marginal quando comparadas com as conexões externas e que a conexão implante-pilar não teve influência nas taxas de sobrevivência e de complicações do implante. Assim, os implantes de conexão interna devem ser preferidos aos implantes de conexão externa, especialmente quando estão presentes diferentes factores de risco que podem contribuir para o aumento da perda óssea marginal.

Harlos MM *et al* em (2017) realizaram um estudo para avaliar o selamento bacteriano na interface implante-pilar híbrido de zircônia e conexões do tipo cone Morse através de análise microbiológica in vitro. Dezasseis implantes e os seus respectivos pilares foram divididos em 3 grupos: teste (10 conjuntos), controlo positivo (3 conjuntos) e controlo negativo (3 conjuntos). No grupo de teste, 10 implantes foram contaminados com Escherichia coli, seguido de aplicação de torque no pilar (30 N.cm). Durante os 14 dias de incubação, não foi observado um aumento significativo no número de meios de cultura turvos no grupo de teste (P ¼ 0,448). Não foi observada nenhuma diferença significativa no rácio de turvação do caldo (P < 0,05). Assim, pode concluir-se que os pilares híbridos de zircónia podem criar uma vedação eficaz na interface cónica pilar-implante com um torque de instalação de 30 N$cm.

Hsu PF *et al* em (2018) realizaram um estudo para avaliar o efeito de cargas axiais simuladas na força de extração necessária para desengatar um pilar de conexão cónica de duas peças do implante. Foram utilizados dez pilares de conexão cónica e dez implantes (Ankylos). Os conjuntos implante-pilar foram divididos aleatoriamente em dois grupos: grupo de controlo (C) e grupo experimental (E). A força de arrancamento média, os valores de torque e os comprimentos totais das amostras testadas foram registados antes e depois da carga cíclica. A força de arrancamento média do grupo experimental foi de 77,60 N, significativamente superior à do grupo de controlo, 55,28 N. A perda de binário total média e o deslocamento axial médio do grupo experimental foram ambos significativamente superiores aos do grupo de controlo. Por conseguinte, pode concluir-se que a carga axial aumentou a força de extração dos pilares carregados em comparação com os pilares não carregados e, sob carga axial simulada, a força de extração dos pilares tendeu a aumentar à medida que a deslocação axial dos pilares e a perda de torque total do parafuso do pilar aumentaram.

Öztürk Ö *et al* **em (2018)** realizaram um estudo para avaliar a distribuição de tensões em implantes de nível ósseo inclinados simples com diferentes conexões e osso periférico sob cargas verticais e oblíquas utilizando a análise de elementos finitos (FEA) tridimensional (3D). Foram criados modelos 3D de quatro sistemas de implantes diferentes (Implante interno, Biohorizon's (Internal Hex), Screw-line K-Series, Camlog (Tube-in-Tube), Bone level, Straumann (CrossFit), Tapered screw-vent, Zimmer Biomet (Friction-Fit) e respectivos pilares a partir dos dados (desenho assistido por computador) dos implantes e pilares originais digitalizados com um scanner ótico. Os implantes foram colocados nbloco ósseo em graus de 0°, 15° e 30° e foi criado um modelo 3D da coroa metalo-cerâmica, tendo sido aplicada uma carga total de 100 N vertical e obliquamente. As análises de tensão mostraram resultados variáveis, dependendo do desenho da ligação e do ângulo de inclinação; no entanto, o tipo de ligação tubo em tubo (TIT) apresentou valores de tensão mais baixos na maioria das simulações de carga e inclinação. Por conseguinte, pode concluir-se que o aumento do ângulo de inclinação apresentou resultados variáveis em cada conceção de ligação, mas a conceção de ligação tubo em tubo foi considerada mais bem sucedida em termos de distribuição de tensões nos componentes do implante e no osso periférico.

Caricasulo R *et al* **em (2018)** realizaram um estudo para determinar se a configuração da conexão do implante influencia a perda óssea peri-implantar (PBL) após carga funcional. Foi encontrado um total de 1649 artigos, mas apenas 14 estudos cumpriram os critérios de inclusão pré-estabelecidos e foram considerados adequados para a análise meta-analítica. A meta-análise em rede (NMA) sugeriu uma diferença significativa entre as conexões externas e cónicas; isto foi menos evidente para as internas e cónicas. A troca de plataforma (PS) parece afetar positivamente os níveis ósseos. Por conseguinte, pode concluir-se que diferentes tipos de conexões implante-pilar (externa, interna e cónica) podem possibilitar uma reabilitação implanto-protética bem sucedida. A perda óssea peri-implantar é menor a curto-médio prazo quando são adoptados tipos internos de interface, particularmente as conexões cónicas parecem ser mais vantajosas, garantindo melhores desempenhos de selagem e estabilidade da interface implante-pilar.

Vetromilla BM *et al* em (2019) realizaram um estudo para determinar o melhor tipo de conexão implante-pilar para implantes anteriores de um único dente, considerando as taxas de estética, sucesso e sobrevivência. As complicações técnicas mais comuns foram o afrouxamento do parafuso do pilar e o afrouxamento do cimento da coroa, enquanto a deiscência e a recessão foram as complicações biológicas mais comuns. As complicações mais frequentes foram a deiscência para o hexágono externo, o afrouxamento do cimento da coroa para o hexágono interno e a fratura da cerâmica para o cone Morse. A estética foi favorável para todas as conexões, mas o hexágono interno teve melhor desempenho. No entanto, foram encontrados melhores resultados para a perda óssea marginal, sucesso e sobrevivência para o cone Morse. A taxa de insucesso anual global foi de 0,90% e 0,2% para o cone Morse, 0,3% para o hexágono externo e 2,2% para o hexágono interno. Por conseguinte, pode concluir-se que o cone Morse tem um melhor desempenho em termos de sobrevivência, sucesso e perda óssea marginal. O hexágono interno teve um melhor desempenho relativamente aos parâmetros estéticos. São necessários estudos controlados adicionais para fornecer provas mais fortes, uma vez que as provas geradas neste estudo foram consideradas baixas.

Ramalho I *et al* em (2020) avaliaram o ajuste interno 3D na interface implante-pilar de pilares fabricados com diferentes fluxos de trabalho, utilizando uma combinação da técnica de réplica de silicone e tomografia microcomputada (μCT). Foram fabricados 30 pilares para restaurar implantes de conexão interna e foram divididos em 3 grupos de acordo com o método de fabrico:

(1)   totalmente digital (pilar maquinado com o sistema CAD/CAM); (2) Ti-Base (pilares Ti-Base padrão pré-fabricados); e (3) UCLA (pilares do tipo UCLA) (n = 10/grupo). Foram efectuadas medições lineares e de volume para avaliar o desajuste interno utilizando uma réplica de silicone da área de desajuste da interface implante-pilar, que foi reconstruída tridimensionalmente após a µCT. Foram avaliadas as discrepâncias internas em 3 regiões de interesse diferentes (Gapsuperior, Gapmarginal e Gapcenter) e concluiu-se que os pilares Ti-Base e UCLA apresentavam um melhor ajuste interno nas interfaces implante-pilar em comparação com um fluxo de trabalho totalmente digitalizado.

Cams FO *et al.* em (2021) efectuaram um estudo para comparar a influência da conexão externa, interna plana a plana e cónica do pilar do implante no resultado das próteses suportadas por implantes. Compararam o efeito de, pelo menos, 2 designs diferentes de ligação implante-pilar e mediram as variáveis como a taxa de sobrevivência do implante, a perda óssea marginal peri-implantar e as taxas de complicações biológicas e protéticas 12 meses após a carga protética. Por conseguinte, pode concluir-se que, após 1 ano de carga, as conexões cónicas apresentaram uma menor perda óssea marginal e menos complicações protéticas do que as conexões hexagonais externas. No entanto, o desenho da conexão do pilar do implante não teve influência na sobrevivência do implante e nas taxas de complicações biológicas.

Lee H *et al* em (2022) estudaram para avaliar a distribuição de tensão e deformação em implantes, pilares e ossos circundantes, dependendo de diferentes diâmetros, tipos de conexão e densidades ósseas. Foram simulados 12 modelos tridimensionais do implante, restauração e osso circundante na região do primeiro molar inferior, incluindo 2 densidades ósseas (baixa, alta), 2 tipos de conexão implante-pilar (nível de tecido interno, nível de osso interno) e 3 diâmetros de implante (3,5 mm, 4,0 mm e 4,5 mm). A força oclusal foi de 200 N axialmente e 100 N obliquamente. Relativamente ao tecido ósseo, o osso de baixa densidade induziu uma tensão principal máxima e mínima maior (em magnitude) do que o osso de alta densidade. À medida que o diâmetro do implante aumentava, o volume do osso esponjoso no osso de baixa densidade na região de atrofia aumentava (P<.001). Para o implante e o pilar, o tipo de ligação interna ao nível do osso foi associado a um aumento da tensão de pico em comparação com o tipo de ligação ao nível dos tecidos (P<.001). Concluíram que o tipo de conexão do implante teve um maior impacto na tensão do implante e do pilar do que o diâmetro. Uma conexão ao nível dos tecidos foi mais vantajosa do que uma conexão ao nível do osso em termos de distribuição da tensão do implante e do pilar. A densidade óssea foi o fator que mais influenciou a tensão óssea. A seleção de implantes dentários deve ser feita tendo em conta estes factores e outros factores importantes, incluindo o tamanho do dente.

Capítulo 3: Tipos de ligações

Os sistemas de implante-pilar dentário são utilizados como âncoras para suportar próteses unitárias ou múltiplas para pacientes parcial ou totalmente desdentados. Um sistema de implante dentário consiste num acessório que é implantado cirurgicamente no osso e num componente trans-mucoso que encaixa no implante e o liga à coroa protética. A conexão implante-pilar (IAC) é o ponto de transição da fase cirúrgica para a fase protética e é o principal fator determinante da resistência e estabilidade da prótese suportada pelo implante. Ao longo dos anos, foram desenvolvidas diferentes conexões implante-pilar com o objetivo de reduzir a tensão no componente protético e na interface osso-implante e proporcionar uma estabilidade protética adequada. É necessário que sirva o objetivo de anti-rotação, indexação protética e também que resista à penetração bacteriana.

A interface do pilar do implante pode ser classificada nos seguintes tipos:

1.   Se existe ou não um prolongamento de uma figura geométrica acima do corpo do implante:

➢   Hexágono externo: Existe uma extensão acima da superfície do implante (Figura 3.1).

➢   Hexágono interno: A ligação está encastrada no corpo do implante (Figura 3.2).

2.   Dependendo do espaço entre as peças de ligação:

➢   Encaixe por deslizamento: existe um ligeiro espaço entre as peças de ligação e a ligação é passiva.

➢   Encaixe por fricção: não existe espaço entre os componentes e as peças são literalmente forçadas a juntar-se.

3.   Angulação entre as peças de ligação:

> Junta de topo: As superfícies de ligação estão a 90 graus uma da outra.

> Junta em bisel: As superfícies de ligação estão em ângulo, interna ou externamente.

4. De acordo com a configuração geométrica:

- Octogonal,

- Hexagonal,

- Cónico,

- Cilindro hexagonal,

- Estriado, etc.

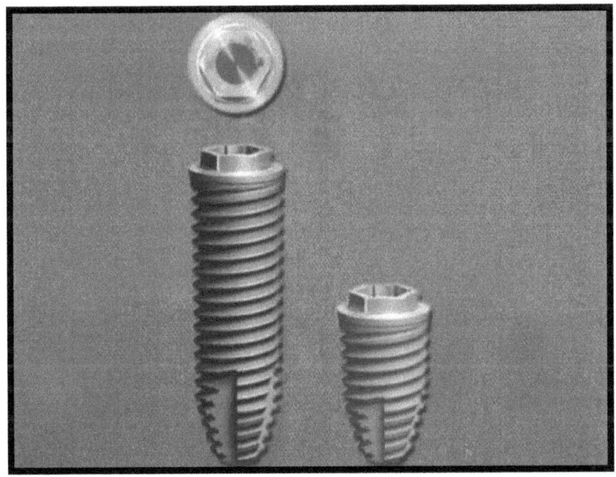

Fig. 3.1: A ligação externa entre o implante e o pilar

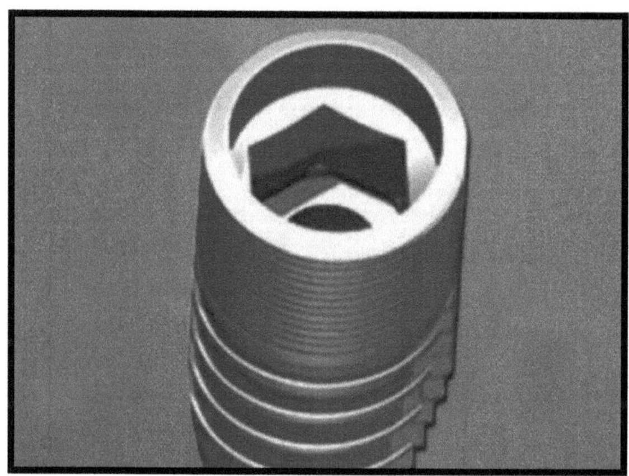

Fig. 3.2: A ligação interna do implante ao pilar

Capítulo 4: Ligações externas

A conexão implante-pilar original da Branemark era um hexágono externo de 0,7 mm. O hexágono externo servia para acoplamento e como dispositivo de transferência de torque. O protocolo original de Branemark foi desenvolvido para a restauração de arcadas completamente desdentadas, utilizando uma série de implantes ligados entre si por uma barra metálica.

As aplicações da implantologia dentária expandiram-se da restauração original de arcadas completamente edêntulas para próteses parciais fixas, substituição de um único dente, maxilofacial e uma miríade de outras aplicações, limitadas apenas pelo engenho e competência do clínico. As complicações clínicas significativas da conexão hexagonal externa da Branemark tornam-na inadequada para estas aplicações. Estas complicações incluem a incidência de afrouxamento e fratura do parafuso do pilar, bem como micro-movimentos dinâmicos na interface implante-pilar. Assim, o hexágono externo evoluiu, por necessidade, para um mecanismo protético de indexação e anti-rotação.

Desde então, o hexágono externo sofreu uma série de modificações e está atualmente disponível nas alturas de 0,7, 0,9, 1,0 e 1,2 mm e com larguras planas de 2,0, 2,4, 2,7, 3,0, 3.3 e 3,4 mm, consoante a plataforma do implante. Além disso, estão agora disponíveis várias modificações do hexágono externo, tais como o hexágono cónico, o octógono externo e o implante dentário spline.

Hexágono cónico (Hex Lock Innovation)

Este desenho foi desenvolvido com o objetivo de melhorar o ajuste entre o implante e o pilar, incorporando um cone de 1,5 graus no plano hexagonal e um correspondente recesso hexagonal de tolerância estreita no pilar, que é encaixado por fricção no hexagonal. Foi introduzido pela primeira vez pela Swede-Vent TL (Paragon Implant Co, Encino, CA). Um desenho semelhante também está disponível nosistema de implantes spectra. Os fabricantes afirmaram que reduzia significativamente a liberdade de rotação entre o implante e o pilar, reduzindo assim a incidência de afrouxamento do parafuso.

Ao criar a interface cónica, os hexágonos de encaixe interdigitam com ajuste por fricção para maior precisão do procedimento de transferência e maior estabilidade na função. Um estudo independente comprovou a afirmação de zero micro-movimento na interface implante-pilar do implante de hexágono cónico (Figura 4.1). Assim, o desenho do hexágono cónico da conexão implante-pilar oferece uma vantagem definitiva em comparação com o hexágono externo tradicional.

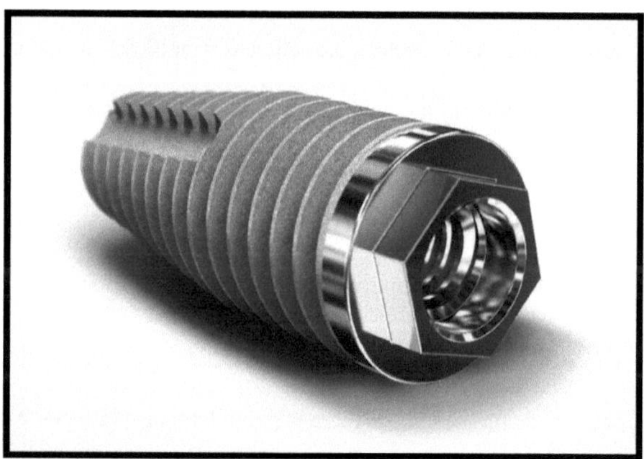

Fig. 4.1: Ligação hexagonal cónica

Octógono exterior

O octógono externo é uma conexão de pilar de implante externo com oito lados. Comercialmente, foi concebido para substituir os dentes anteriores da mandíbula (Figura 4.2). A extensão alta e octogonal permite uma rotação de 45 graus. Os fabricantes afirmam que o implante tmuma boa resistência lateral, rotacional e força, mas não estão disponíveis estudos relevantes que apoiem esta afirmação.

Além disso, o implante octogonal externo alto tinha algumas desvantagens, pelo que não é considerado um desenho de ligação implante-pilar muito popular. O octógono externo alto não é compatível com a utilização de pilares angulados. Além disso, a geometria octogonal da conexão implante-pilar assemelha-se a um círculo e, por isso, oferece muito pouca resistência à rotação na conexão implante-pilar.

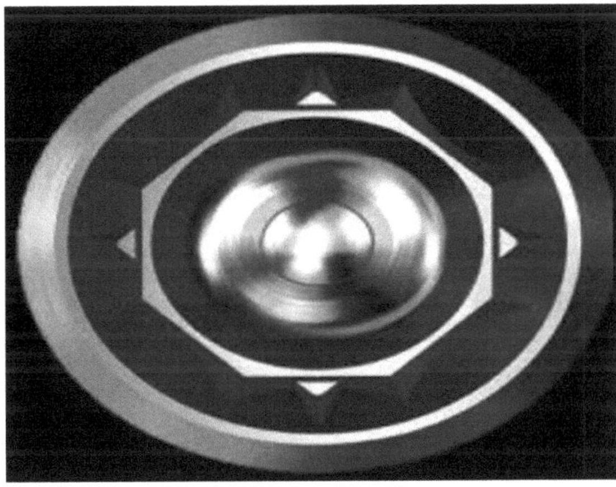

Fig. 4.2: Ligação exterior do octógono

Implante dentário Spline

O sistema de implante dentário spline foi desenvolvido pela Calcitek (Calcitek, Carlsbad, CA) no ano de 1992. O implante consiste em seis dentes spline que se projectam para fora do corpo do implante e encaixam em seis ranhuras entre as projecções do pilar correspondente. A série de estrias paralelas opostas coincide integralmente com as ranhuras correspondentes do membro oposto. O ajuste entre o implante e o pilar é um "ajuste confortável" com uma excelente precisão de localização (Figura 4.3).

Os implantes dentários spline estão disponíveis em três tamanhos diferentes. Estão disponíveis em diâmetros de plataforma de 3,25 mm, 4 mm e 5 mm. Os implantes de 4 mm e 5 mm de diâmetro são fortes e mecanicamente estáveis e oferecem as vantagens de uma menor incidência de afrouxamento do parafuso, bem como um movimento de rotação mínimo em comparação com o hexágono externo tradicional. O implante de 3,25 mm de diâmetro é mais fino, com espinhas pequenas e uma plataforma estreita, o que resulta numa interface frágil e vulnerável. Não foram publicados relatórios clínicos sobre a estabilidade desta interface. Assim, embora os implantes dentários spline de 4 mm e 5 mm de diâmetro tenham demonstrado vantagens em relação ao hexágono externo tradicional, o implante dentário spline de 3,25 mm não foi um desenho muito popular.

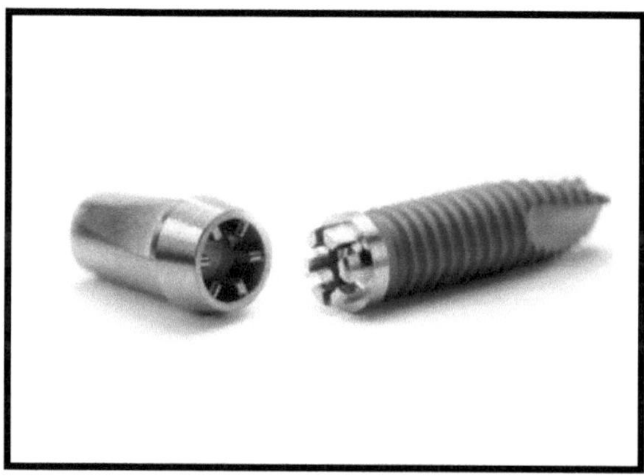

Fig. 4.3: Ligação dentária estriada

NOVO DESENHO	CARACTERÍSTICAS	COMPARAÇÃO COM HEXÁGONO EXTERNO TRADICIONAL
HEXÁGONO CÓNICO (Hex lock Inovação)	Um cone de 1,5 graus para o plano hexagonal e um correspondente recesso de pilar hexagonal de tolerância estreita que é encaixado por fricção no hexagonal. Foi introduzido pela primeira vez pela SwedeVent TL (Paragon Implant Co, Encino, CA).	Redução da liberdade de rotação entre o implante e o pilar, reduzindo assim a incidência de afrouxamento do parafuso. Maior precisão do procedimento de transferência e maior estabilidade na função.
OCTÓGONO EXTERIOR	O octógono externo é uma conexão implante-pilar externa de oito lados. Comercialmente, foi inicialmente comercializado como um implante de 1 peça de diâmetro estreito (3,3 e 3,5 mm) (ITI Narrow Neck). A extensão alta e octogonal permitia uma rotação de 45 graus.	Tem a vantagem de permitir um maior número de posições de colocação do pilar sobre o implante. Devido ao facto de a geometria desta conexão representar um círculo, a conexão tem uma resistência mínima à rotação, pelo que não era muito popular.

SPLINE DENTAL IMPLANTE	O sistema de implantes dentários spline	Implantes dentários spline de diâmetro mais largo
	foi desenvolvido pela Calcitek	têm uma incidência reduzida de pilar
	(Calcitek, Carlsbad, CA) na	rosqueamento e redução
	ano de 1992. O implante consiste em	tendência de rotação. Diâmetro estreito
	de seis dentes estriados que se projectam	os implantes dentários spline careciam de estabilidade
	para fora do corpo do	e, por conseguinte, não eram populares.
	implantar e encaixar em seis ranhuras	
	entre as projecções do	
	O pilar correspondente .	
	série de opostos em paralelo	
	correspondem integralmente ao	
	ranhuras correspondentes do	
	membro oposto.	

Tabela 4.1: Ligação externa do implante ao pilar

Capítulo 5: Ligações internas

Para ultrapassar as complicações clínicas das conexões implante-pilar externas, foram desenvolvidos implantes de conexão interna. Os objectivos dos novos desenhos são melhorar a estabilidade da conexão ao longo da função e colocação e simplificar o armamento necessário para o médico completar a restauração. Um dos primeiros implantes com hexágono interno foi concebido com um hexágono de 1,7 mm de profundidade sob um bisel de 45° com 0,5 mm de largura. Este foi o implante core-vent desenvolvido pelos fabricantes de implantes Nickzick no ano de 1986. Está provado que o desenho distribui as forças intra-orais profundamente no implante, melhorando assim a estabilidade da articulação implante-pilar.

Os desenhos da interface interna oferecem uma plataforma de altura vertical reduzida para os componentes de restauração, distribuição da carga lateral no interior do implante, um parafuso de pilar blindado, longos encaixes da parede interna que criam um corpo rígido e unificado que resiste à abertura da articulação, encaixe da parede com o implante que amortece a vibração, o potencial para uma vedação microbiana, flexibilidade extensiva e a capacidade de baixar esteticamente a interface de restauração até ao nível do implante.

Para efeitos de explicação, os implantes de ligação interna podem ser divididos nos seguintes grupos

1.   Junta de encaixe passivo/deslizante (existe espaço entre os componentes de contacto):

- 6 pontos hexagonais internos:

– Ventilação central por núcleo de impulsos/ventilação por parafuso

– Friadent-Frialit-2

- Hexágono interno duplo de 12 pontos:

– 3i-osseotite certa

- Tripé interno de 3 pontos:

– Tecnologias Alatech, Camlog

– Nobel biocare/Replace select

– Myriad

- Octógono interno: Omniloc, Sulzer Calcitek

2. Encaixe por fricção (sem espaço entre os componentes de contacto):

Cone de bloqueio/cone de morse:

- Cone de 8 graus (ITI straumann, Avana, 3i TG, Ankylos)

- Cone de 11 graus (Astra)

- Canal cónico arredondado de 1,5 graus (Bicon).

1) Design hexagonal interno de 6 pontos

Este é o tipo mais comum de conexão interna implante-pilar disponível no mercado. Tem uma figura geométrica de seis lados, ou seja, um hexágono encastrado no corpo do implante. Como a geometria interna é um hexágono, o pilar pode encaixar sobre o implante em cada rotação de 60 graus do implante sobre o pilar, mas não em qualquer outro ângulo intermédio. Assim, o posicionamento do pilar é possível em seis posições diferentes do implante sobre o pilar (Figura 5.1).

Este tipo de ligação implante-pilar está disponível comercialmente em várias empresas de fabrico de implantes. Está disponível em implantes de impulso central (Screw-vent) com um comprimento de 1,2 mm da conexão interna. Este implante evoluiu do implante core vent original, com um desenho de cesto oco, para o implante screw vent cónico. O fabricante afirma que este novo desenho simplifica a inserção e aumenta a estabilidade inicial em osso mole através de um protocolo cirúrgico patenteado de inserção do implante cónico numa cavidade reta. Está provado que o desenho distribui as forças intra-orais profundamente no interior do implante, melhorando assim a estabilidade da articulação implante-pilar em comparação com o hexágono externo tradicional.

A conexão hexagonal interna também está disponível comercialmente na Friadent, Dentsply (Frialit-2). O sistema Frialit-2 combina, alegadamente, um desenho de implante cilíndrico com uma conexão interna. A conexão cilíndrica oferece resistência à carga lateral, resistência à abertura da articulação e proteção do parafuso do pilar. A conceção básica do sistema Frialit-2 é a de um cilindro escalonado. Tem a vantagem de distribuir eficazmente as cargas axiais e laterais. As cargas axiais que actuam sobre o implante são distribuídas pelas placas de degraus, enquanto as forças laterais são dissipadas pelas superfícies envolventes. A ligação hexagonal interna proporciona uma indexação de 60° e resistência à rotação. Assim, este desenho de implante combina as vantagens de um desenho cilíndrico com uma ligação interna.

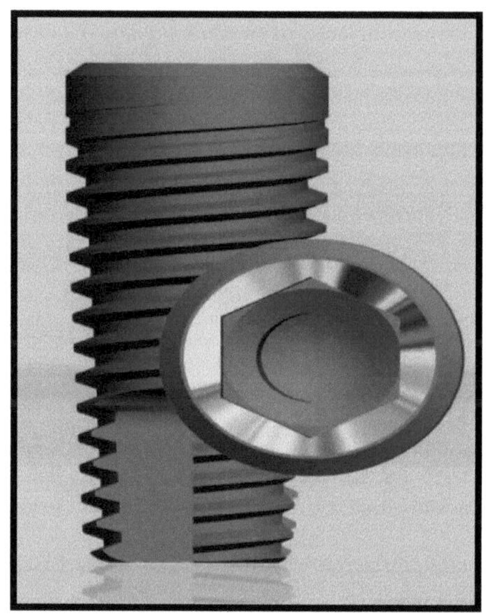

Fig. 5.1: Ligação hexagonal interna de 6 pontos

Dodecágono interno de 12 pontos (polígono interno de 12 pontos)

O design de polígono interno de 12 pontas, também comercializado por alguns fabricantes como design de hexágono deslocado, permite a maior liberdade de colocação do pilar sobre o implante. O hexágono interno duplo de 12 pontas permite colocar o pilar sobre o implante por cada 30 graus de rotação, o que é útil quando utilizamos pilares angulados. Proporciona-nos uma maior oportunidade de corrigir a angulação fora do eixo do pilar em relação ao implante. Um desses implantes é comercializado pela 3i Implant Innovations Inc., Palm Beach Gardens, Florida, que é o Osseotite Certain (Figura 5.2).

Embora o design do dodecágono interno de 12 pontos ofereça maior flexibilidade no posicionamento do pilar sobre o implante, o design não deve comprometer as propriedades mecânicas da interface implante-pilar. Foi realizado um estudo para investigar as características mecânicas do design da interface implante-pilar num sistema de implantes dentários, utilizando o método de análise não linear de elementos finitos (FEA). Este estudo de simulação de elementos finitos foi aplicado a três sistemas de implantes dentários comerciais comummente utilizados: O sistema de implantes 3i de diâmetro reduzido (West Palm Beach, FL, EUA) com uma conexão hexagonal interna dupla de 12 pontos, o sistema de implantes Semados (Bego, Bremen, Alemanha) com uma combinação de uma conexão cónica (conicidade de 45°) e hexagonal interna e o sistema de implantes Brånemark (Nobel Biocare, Gotemburgo, Suécia) com conexão hexagonal externa. Concluiu-se que o Sistema de Implantes 3i de diâmetro reduzido com uma conexão hexagonal interna dupla de 12 pontos tinha uma melhor distribuição de tensão e produzia uma deslocação menor do que os outros dois sistemas de implantes. Assim, o sistema dodecágono interno de 12 pontos oferece mais liberdade de posicionamento do pilar sobre o implante, bem como uma melhor distribuição das tensões na interface implante-pilar.

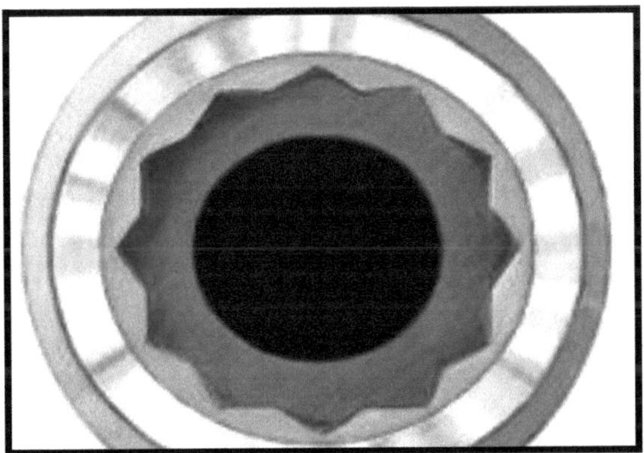

Fig. 5.2: Ligação interna de 12 pontos

Tripé interno de 3 pontos

Este tipo de ligação implante-pilar representa uma geometria interna triangular. Uma grande desvantagem deste sistema é o facto de permitir o posicionamento do pilar sobre o implante apenas a 120 graus de rotação. Este tipo de conexão implante-pilar foi introduzido pela Nobel Biocare, que foi o sistema replace select. Representa o sistema de implante tricanal. Está disponível em quatro diâmetros: 3,5 mm, 4,3 mm, 5 mm e 6 mm e é codificado por cores para facilitar a identificação (Figura 5.3). Uma vez que o sistema de tripé interno de 3 pontos replace select oferece opções limitadas para o posicionamento do implante sobre o pilar, não é um design muito preferido clinicamente. Além disso, um estudo realizado para avaliar a distribuição da tensão na interface implante-pilar do sistema replace select mostrou que, sob carga fora do eixo, a distribuição da tensão era mais favorável na conexão hexagonal externa em comparação com a conexão hexagonal dupla de 12 pontos. Assim, esta não é uma ligação implante-pilar favorável.

O sistema de implantes Camlog (Alatech technologies) representa uma ligação implante-pilar com tripé interno. O comprimento da conexão interna é de 5,4 mm. Afirma-se que tem um "efeito tubo em tubo" que proporciona uma conexão implante-pilar precisa e mecanicamente segura com estabilidade anti-rotativa.

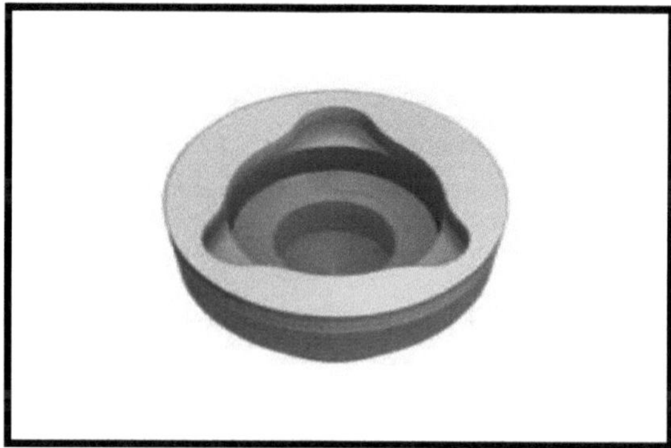

Fig. 5.3: Ligação interna do tripé de 3 pontos

Implante interno octogonal

O implante octogonal interno representa uma geometria interna de 8 lados que liga o implante e o pilar, permitindo o posicionamento do implante sobre o pilar em cada rotação de 45 graus (Figura 5.4). A conexão interna octogonal foi introduzida pela Omniloc, Sulzer Calcitek. A conexão octogonal, devido às suas paredes finas, comprimento de 0 a 6 mm e um pequeno diâmetro que apresentava um perfil geométrico semelhante ao de um círculo, oferecia uma resistência rotacional e lateral mínima durante a função. Devido a estas desvantagens, deixou de ser comercializada.

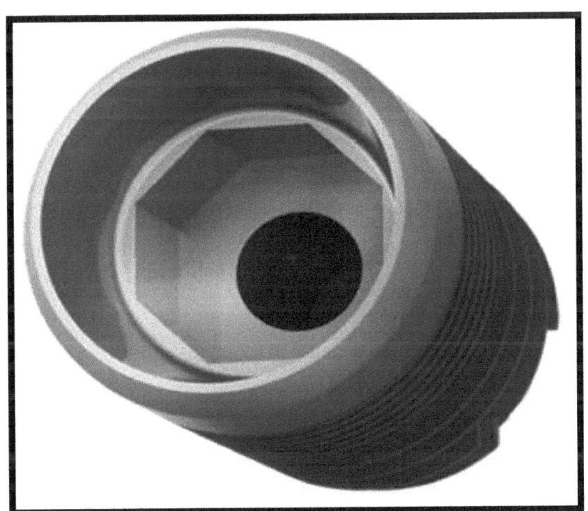

Fig. 5.4: Ligação interna do octógono

N.º Sr.	Tipo de ligação	Implantes disponíveis no mercado	Posicionamento do pilar sobre os implantes	Número de posições possíveis
1	Hexágono interno	Centerpulse Core Vent/ScrewVent Friadent-Frialit-2	60o	6
2	Hexágono de 12 pontos	3i Osseotite Certain	30o	12
3	Hexágono interno de 3 pontos	Tecnologias Alatech: Camlog, Nobel Biocare: Substituir selecionar Myriad	125o	3
4	Octógono interno	Omniloc, Sulzer Calcitek	45o	8

Tabela 5.1: Ligação do implante interno ao pilar

2)   Ajuste por fricção (implantes de cone Morse)

O conceito de conceção da ligação implante-pilar cónico morse inclui uma projeção cónica do pilar do implante, que se encaixa num recesso cónico no implante. Existe um ajuste por fricção e soldadura a frio na interface implante-pilar. Esta ligação implante-pilar depende deste ajuste por fricção para eliminar a rotação na interface implante-pilar e o subsequente afrouxamento do parafuso do pilar.

Sutter *et al* propuseram uma ligação cónica morse entre o implante e o pilar como uma combinação óptima de posicionamento vertical previsível e características de autobloqueio.

Resultados semelhantes foram relatados por Norton, que demonstrou que a incorporação de conexões cónicas entre o implante e o pilar aumentava drasticamente a capacidade do sistema para resistir a forças de flexão. Até à data, as experiências publicadas por Levine et al e Felton confirmam este ponto de vista. Os estudos demonstraram que outras complicações, como a incidência de afrouxamento do parafuso do pilar, também foram reduzidas na conexão cónica morse em comparação com a conexão hexagonal externa. O conceito original do cone morse incluía dois cones: 2 graus e 4 graus e foi concebido para um ajuste preciso sem rosca autoblocante (Figura 5.5).

Implantes com cone Morse de 8 graus

Na medicina dentária, o conceito desta conexão cónica de parafuso cónico ou cone foi utilizado pela primeira vez pelo grupo ITI na Suíça. O raciocínio era que uma ligação cónica produziria uma interface mecanicamente estável, sólida e de bloqueio automático. Basicamente, cria um bloqueio por fricção semelhante ao cone morse utilizado na engenharia mecânica e em indústrias relacionadas. Uma outra modificação do desenho do implante ITI-Straumann é o desenho Synocta. Embora o desenho original do implante permitisse um encaixe preciso entre o implante e o pilar, não permitia a rotação do pilar sobre o implante e o encaixe numa angulação diferente. Wiskott e Belser complementaram a conexão cónica morse introduzindo um hexágono interno no meio da conexão cónica morse, permitindo assim o reposicionamento do pilar e também a transferência precisa da posição do implante para o molde mestre. Como resultado, apenas é necessário um sistema de transferência e um análogo.

Um novo implante introduzido pela Osteo-Ti, conhecido como implante Combi, tem um mecanismo semelhante de posicionamento exato e encaixe por fricção, tal como o desenho Synocta, e combina as características de um implante hexagonal interno e de um implante de cone morse. Outros fabricantes que comercializam os implantes de cone morse de 8 graus são: Avana, 3i TG, Ankylos.

Implante de cone Morse de 11,5 graus

Este implante é comercializado pela Astra Tech. O acessório e o pilar estão fortemente ligados num ângulo de 11,5 graus através do desenho de vedação cónica. O desenho cónico veda a conexão e diminui os micro-movimentos e as micro-vazamentos. Esta rosca tem um pescoço cónico micro rosqueado e uma superfície de jato de TiO. As micro-roscas na parte superior do acessório evitam a concentração da tensão à volta da crista do rebordo alveolar e diminuem a perda óssea marginal.

Implantes com cone Morse de 1,5 graus (implante Morse verdadeiro)

Este é um verdadeiro implante cónico morse com um ângulo de conicidade: 1,5 graus está disponível nos implantes Bicon. O pilar cónico de bloqueio da Bicon não tem parafuso, mas tal como um pilar aparafusado, depende da fricção para o manter intacto. A montagem é efectuada através da introdução do cone morse de 1,5 graus no encaixe correspondente no implante. Esta ação gera uma força de aperto elevada entre o pilar e o implante. A elevada força de fricção resulta do deslizamento relativo entre as duas superfícies de fricção que ocorre com uma elevada pressão de contacto. Isto resulta na quebra das camadas de óxido da superfície, causando soldadura a frio na interface implante-pilar.

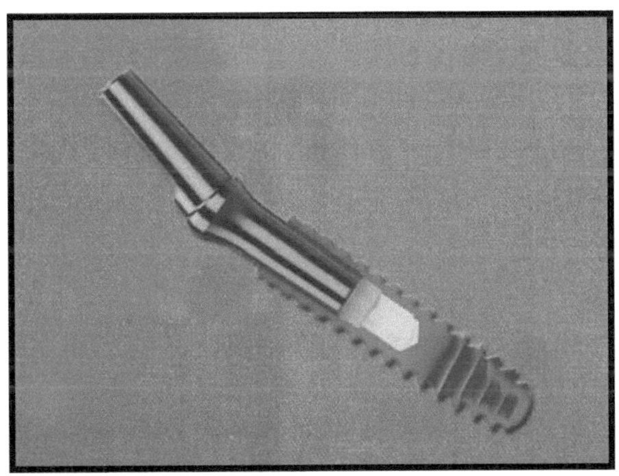

Fig. 5.5: A ligação implante-pilar com cone Morse

Capítulo 6: Mudança de plataforma

O desenvolvimento de implantes osseointegrados representa um dos avanços mais importantes na prática dentária contemporânea na reabilitação oral de pacientes parcial ou totalmente desdentados. Um aspeto da terapia com implantes que pode ser extremamente difícil é a colocação e subsequente restauração de implantes na zona estética. De modo a concretizar de forma previsível as expectativas estéticas dos pacientes, é necessário compreender as alterações da crista óssea que ocorrem habitualmente em redor dos implantes endósseos e a subsequente reação dos tecidos moles às alterações ósseas. A perda de osso da crista foi documentada como um dos factores importantes que afectam o prognóstico a longo prazo de um implante dentário. Após a cirurgia de segunda fase, pode ocorrer uma reabsorção óssea de 1,5 a 2 mm na junção implante-pilar. Um critério para uma osseointegração bem sucedida do implante é o facto de a perda óssea vertical não exceder 2 mm no primeiro ano de funcionamento e permanecer inferior a 0,2 mm anualmente a partir daí. A posição da crista óssea irá influenciar a posição do tecido mole, que por sua vez dita, juntamente com outros factores, o resultado estético total.

LARGURA BIOLÓGICA - UM FACTOR DETERMINANTE DA ESTÉTICA

Garguilio, Wentz e Orban, num estudo sobre o periodonto, demonstraram uma dimensão histológica média da inserção epitelial (0,97 mm) e da inserção do tecido conjuntivo (1,07 mm). Conhecida como largura biológica, esta dimensão é um fator determinante da estética. Actua como uma barreira e sela contra a invasão bacteriana e a entrada de resíduos alimentares na interface dente-tecido.

A perda óssea precoce dos implantes deve-se, em parte, aos processos de estabelecimento da largura biológica. A quantidade de perda óssea e a localização da largura biológica podem estar associadas à espessura do tecido mole à volta dos implantes. Esta situação tem consequências importantes para a estética da papila interdentária, que pode sofrer uma perda óssea mesial e distal de cerca de

0.07   mm após um período de acompanhamento de 6 meses. A utilização de um desenho de implante que ajuda a preservar o osso da crista, em teoria, suportará os tecidos moles que podem afetar o resultado estético. Um maior volume ósseo pode também aumentar o fornecimento de sangue para a saúde e manutenção dos tecidos moles.

FACTORES QUE AFECTAM A PERDA ÓSSEA DA CRISTA:

- Traumatismo cirúrgico
- Microfenda
- Largura biológica
- Módulo Crest

1.   TRAUMATISMO CIRÚRGICO

O trauma cirúrgico devido ao calor gerado durante a perfuração, a elevação do retalho periosteal e a pressão excessiva na região da crista durante a colocação do implante podem contribuir para a perda óssea do implante durante o período de cicatrização. Wildermann *et al.* referiram que a perda óssea devida à elevação periosteal se restringia à área adjacente ao implante, apesar de uma maior área de superfície óssea ter sido exposta durante a cirurgia. A perda óssea precoce do implante apresenta-se sob a forma de saucerização horizontal.

2.   MICRO-GAP

Na maioria dos sistemas de implantes de duas fases (implantes submersos), após a ligação do pilar, existe um microgap entre o implante e o pilar na crista alveolar ou abaixo dela. Para todos os implantes de duas fases, os níveis de osso da crista dependem da localização do microgap e situam-se aproximadamente 2 mm abaixo do mesmo. A relação entre o nível ósseo da crista e o microgap foi estudada radiograficamente por Hermann et al. que, pela primeira vez, demonstraram que o microgap entre o implante/pilar tem um efeito direto na perda óssea da crista, independentemente das abordagens cirúrgicas. O microgap pode não ser considerado como a única causa de perda óssea precoce do implante, podendo causar perda óssea da crista do implante durante a fase de cicatrização, se for colocado na crista óssea ou abaixo dela.

3.   LARGURA BIOLÓGICA

O termo largura biológica refere-se essencialmente ao aparelho de fixação fisiológica constituído pelo tecido conjuntivo e pelo epitélio, e é de aproximadamente 2,04 mm. A perda óssea precoce do implante resulta, em parte, dos processos de estabelecimento da largura biológica.

4.   MÓDULO CREST

O módulo da crista de um corpo de implante é definido como a região transosteal do implante e serve como a região que recebe as tensões da crista do implante após a carga. Um módulo da crista liso pode, de facto, contribuir para a perda óssea da crista. Um módulo de crista liso e de lados paralelos pode resultar em tensões de cisalhamento nesta região, e um módulo de crista angulado a mais de 20 graus com uma textura de superfície que aumente o contacto com o osso pode impor um ligeiro componente benéfico de compressão e tração ao osso contíguo e diminuir o risco de perda óssea.

CONTROLO DA PERDA ÓSSEA DA CRISTA

A perda de crista óssea à volta dos implantes tem componentes horizontais e verticais.

Após a ligação do pilar, a crista óssea afasta-se da microfenda 1,3 mm a

1,4 mm na direção horizontal. Isto pode influenciar a altura interproximal do osso se os

implantes não forem colocados corretamente adjacentes aos dentes (1,5 mm) ou a outros

implantes (3 mm). A perda de osso interproximal aumentará a distância até ao ponto de

contacto, influenciando a estética.

A utilização de implantes não submersos para controlar ou eliminar a perda óssea é uma

forma comprovada de o conseguir. Foi desenvolvida uma plataforma de implante recortada

para seguir a arquitetura óssea e eliminar a perda óssea da crista. Outro método consiste em

alterar a posição horizontal do micro gap. Se o componente horizontal puder ser controlado

ou diminuído, então a perda óssea da crista também pode ser reduzida. Isto pode ser feito

através do que atualmente se designa por conceito de platform switching.

DESCOBERTA ACIDENTAL DA MUDANÇA DE PLATAFORMA

A troca de plataforma (o conceito foi introduzido na literatura por Lazzara, Porter e

Gardner) limita a perda óssea circunferencial em torno dos implantes dentários, utilizando

componentes protéticos com um diâmetro de plataforma subdimensionado em comparação

com o diâmetro da plataforma do implante. Desta forma, a junção implante-pilar é deslocada

horizontalmente para dentro do perímetro da plataforma do implante e para mais longe do

osso.

Em 1991, a 3i Implant Innovations Inc. (Palm Beach Gardens, FL) introduziu o implante
de diâmetro largo

Implantes de 5,0 e 6,0 mm com plataformas de dimensões idênticas. Estes implantes

foram concebidos para serem utilizados principalmente em ossos de fraca qualidade, com o

objetivo de obter uma maior estabilidade primária. No entanto, quando foram introduzidas,

não existiam componentes protéticos de diâmetro largo correspondentes disponíveis e, como resultado, a maioria dos implantes inicialmente colocados foram restaurados com componentes padrão de 4,1 mm de diâmetro, o que criou uma diferença horizontal circunferencial de 0,45 mm ou 0,95 mm na dimensão. Muitos implantes restaurados com troca de plataforma não apresentaram perda vertical na altura da crista óssea (Figura 6.1).

Assim, a descoberta do conceito foi uma coincidência.

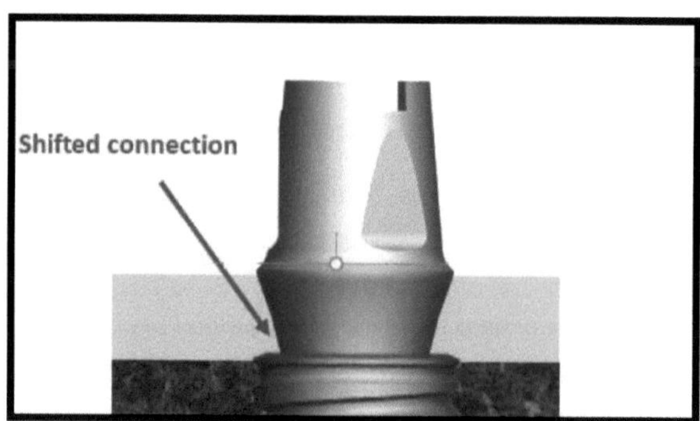

Fig. 6.1: Troca de plataforma

Clínica e radiograficamente, o osso da crista parece manter a sua posição, enquanto o tecido mole parece não recuar tanto como nas configurações tradicionais "combinadas".

MECANISMO DE COMUTAÇÃO DE PLATAFORMAS REDUZ A PERDA ÓSSEA DA CRISTA

O mecanismo pelo qual a troca de plataforma pode contribuir para reduzir a perda óssea da crista pode dever-se às seguintes razões

1. Deslocação do infiltrado de células inflamatórias para o interior e para longe do osso crestal adjacente.

2. Manutenção da largura biológica e aumento da distância da junção do pilar do

implante ao nível da crista óssea no sentido horizontal.

3. A influência do microgap no osso da crista é reduzida.

4. Os níveis de tensão no osso peri-implantar são reduzidos.

Luongo *et al* estudaram uma amostra de biópsia para descobrir o processo biológico que ocorre à volta do implante com plataforma comutada. Verificaram que um infiltrado inflamatório de tecido conjuntivo estava localizado em toda a superfície da plataforma do implante e aproximadamente 0,35 mm coronal à junção implante-pilar, mas não atingia a crista óssea, o que pode ser a razão para a preservação da crista óssea através da platform-switching. Maeda *et al*, numa análise de elementos finitos 3D, verificaram as vantagens biomecânicas da troca de plataforma. Observaram que este procedimento afasta a concentração de tensões da interface osso-implante, mas estas forças são depois aumentadas no pilar ou no parafuso do pilar. Schrotenboer *et al* fabricaram um modelo bidimensional para analisar as interacções osso-implante sob forças mastigatórias. Os resultados mostraram que a redução do diâmetro do pilar resultou num efeito mensurável, mas mínimo, nas tensões de von Misses na região da crista do osso cortical.

RELEVÂNCIA CLÍNICA DA MUDANÇA DE PLATAFORMA

1. ***Aumento do suporte biomecânico:*** Nos casos em que as estruturas anatómicas, como a cavidade sinusal ou o nervo alveolar, limitam a altura do osso residual, a abordagem de troca de plataforma minimiza a reabsorção óssea e aumenta o suporte biomecânico disponível para o implante.

2. ***Efeito na estética dos tecidos moles à volta dos implantes dentários:*** Tarnow et al. mostraram como a presença da papila dentária é influenciada pela distância entre os implantes. Quando dois implantes são colocados próximos um do outro (distância inter-

implantes de 3 mm ou menos21), a altura do osso inter-implantes pode reabsorver abaixo da ligação implante-pilar, reduzindo a presença de uma papila inter-implantes. Isto pode afetar o resultado clínico na zona estética. A troca de plataforma reduz esta reabsorção fisiológica, afastando o microgap do osso inter-implantar que suporta a papila. A manutenção da altura do osso médio-facial ajuda a manter os tecidos gengivais faciais. Isto ajuda a evitar deformações estéticas, problemas fonéticos e impactação lateral dos alimentos.

3.   ***Efeito nos níveis de stress da crista óssea em implantes com microthreads:*** Foi efectuada uma análise de elementos finitos para estudar o efeito das microthreads e da mudança de plataforma nos níveis de tensão da crista óssea. Foi referido que as microtrincas aumentam a tensão da crista aquando da carga.

Quando o conceito de troca de plataforma foi aplicado, diminuindo o diâmetro do pilar, verificou-se uma menor tensão no osso da crista nos grupos microthread e smooth neck. O estudo concluiu que a troca de plataforma reduziu a tensão em maior grau no modelo de microthread em comparação com o modelo de pescoço liso.

A "troca de plataforma" é uma forma simples e eficaz de controlar a perda óssea circunferencial à volta dos implantes dentários. Ao alterar a posição horizontal do microgap, o componente horizontal da perda óssea após a conexão do pilar pode ser reduzido. No entanto, esta técnica tem os seus defeitos. A comutação só pode ser utilizada com componentes que tenham designs semelhantes, ou seja, o orifício de acesso ao parafuso tem de ser uniforme. Para além disso, é necessário espaço suficiente para desenvolver um perfil de emergência adequado.

Num estudo realizado para analisar a fundamentação biomecânica da mudança de plataforma, Maeda et al. sugeriram que a mudança de plataforma tem a vantagem biomecânica de deslocar a concentração de tensão para longe da interface osso cervical-implante. Também pode ter a desvantagem de aumentar a tensão no pilar ou no parafuso do pilar.

Capítulo 7: Importância das ligações entre pilares de implantes

A integração entre os implantes, os tecidos duros e moles é altamente responsável pelo sucesso dos implantes dentários. A previsibilidade do sucesso dos implantes dentários foi há muito estabelecida através de vários estudos, com especial ênfase nos aspectos biomecânicos e biológicos do módulo da crista. O módulo da crista é a parte de um implante dentário metálico de duas peças, concebido para manter os componentes protéticos no lugar e para criar uma zona de transição para o corpo do implante de suporte de carga. O seu desenho é único, tornando-o compatível com os tecidos duros e moles, onde se concentra a maior quantidade de tensão óssea. Existem 6 hipóteses possíveis para a perda óssea marginal, como a reflexão periosteal, o trauma cirúrgico, a sobrecarga oclusal, a peri-implantite, o micro-gap e a largura biológica. A perda óssea da crista conduz ainda a um risco acrescido de peri-implantite, contração do tecido e maus resultados cosméticos. A perda óssea crestal precoce é normalmente mais elevada durante o primeiro ano após a colocação, variando entre 0,9 e 1,6 mm, e com uma média de 0,05-0,13 mm nos anos subsequentes.

Dada a proteção do implante contra cargas indesejadas durante a fase de cicatrização óssea e o potencial benéfico para ajustar o ângulo protético, o sistema de implantes de duas peças é amplamente utilizado na clínica. A conexão IAI do sistema de implante de duas peças inclui dois tipos: conexões externas e internas.

O implante e o pilar não podem ser combinados com exatidão devido ao limite de precisão durante a produção. Existe o micro-gap da interface implante-pilar, definido como o espaço microscópico entre o implante e o pilar correspondente.

Para o sistema de implantes de duas peças, embora o micromovimento nas ligações implante-pilar diminua devido a um fabrico preciso do implante e do pilar, o processo de produção atual não pode evitar o micromovimento durante a mastigação entre o pilar e o implante. O micromovimento da interface implante-pilar inclui a microabrasão e o microdeslocamento relativo entre o implante e o pilar e a microrrotação do pilar em relação ao implante. O tamanho do micro-movimento varia geralmente entre 1,52 µm e 94,00 µm.

Para a maioria dos sistemas de implantes de duas peças, o tamanho da fenda micro varia entre 0,1 µm e 10 µm após a ligação dos dois componentes e antes da carga; este tamanho pode aumentar após a carga cíclica. No entanto, a maioria das bactérias orais tem uma largura de 0,2-1,5 µm e um comprimento de 2-10 µm. Por conseguinte, as bactérias e a endotoxina podem passar livremente através do micro-gap IAI e entrar na cavidade interna do implante, o que resulta na troca de biomateriais entre a cavidade interna do implante e o ambiente oral peri-implantar. A passagem de bactérias, subprodutos tóxicos bacterianos e pequenas moléculas através da microabertura da interface implante-pilar e a penetração na cavidade interna do implante ou vice-versa é definida como microinfiltração.

Quando o pilar é removido e substituído, as bactérias podem entrar na cavidade interna do implante, onde residem e proliferam. As bactérias, com os seus subprodutos tóxicos e pequenas moléculas nutritivas, podem penetrar livremente na cavidade interna do implante ou reverter através do micro-gap da interface implante-pilar. Assim, nos implantes de duas peças, as bactérias provêm tanto da cavidade peri-implantar como da cavidade interna do implante. Para além dos subprodutos bacterianos tóxicos, a endotoxina, que é um complexo de pequenas moléculas de lipopolissacáridos e um componente das paredes celulares das bactérias gram-negativas, desempenha um papel tóxico importante nos processos de reabsorção óssea marginal. Com tamanhos mais pequenos, estas endotoxinas podem penetrar em espaços consideravelmente mais pequenos do que uma bactéria. Após a sua libertação da cavidade interna do implante, a endotoxina pode induzir a destruição do osso alveolar através da via de ativação dos osteoclastos.

A destruição do micro-movimento da interface implante-pilar manifesta-se principalmente em dois aspectos. Em primeiro lugar, o micromovimento interfere com a fixação do tecido mole à volta do colo do implante e perturba a estabilidade do tecido mole que completou a integração. Em segundo lugar, o micromovimento provoca um efeito de micro-bombeamento, que intensifica a fuga de bactérias e dos seus subprodutos tóxicos e acelera a entrada de sangue, saliva e proteoglicanos na cavidade interna do implante. Por conseguinte, o micromovimento é também uma causa importante de destruição óssea.

Os danos mecânicos do micro espaço e do micro movimento incluem o desgaste por atrito, o desgaste adesivo e o afrouxamento do parafuso. O desgaste por atrito refere-se a microfracturas e lascas entre a interface implante-pilar, enquanto o desgaste adesivo é definido como a deformação plástica na interface implante-pilar. Na maioria dos implantes de duas peças, os pilares devem ser fixados aos implantes através de um parafuso, de acordo com o valor de binário recomendado. Tanto os implantes como os pilares transferem as cargas oclusais da supraestrutura protética para o tecido ósseo circundante através da interface implante-pilar. No entanto, a ligação implante-pilar com uma má adequação da margem pode causar uma tensão rápida indesejada, levando consequentemente ao afrouxamento do parafuso durante a mastigação.

O micro-gap permite que a microinfiltração bacteriana persista em torno da interface implante-pilar e agrava ainda mais o micro-movimento quando em função. Além disso, o micromovimento e a microinfiltração conduzem ao desgaste por atrito, à deformação plástica e ao afrouxamento do parafuso. Estas destruições mecânicas aumentarão o micromovimento e o micro-gap, aumentando assim a microinfiltração e os danos mecânicos e provocando uma circulação maligna.

Assim, a ligação do pilar do implante é concebida para

➢ Assegurar uma distribuição óptima da carga para reduzir os picos de tensão,

➢ Minimizar a infiltração de bactérias e a contaminação em microfendas,

➢ Ter uma harmonia de design entre o pilar, o parafuso e o implante para proporcionar um desempenho mecânico ótimo e uma estabilidade a longo prazo de uma restauração,

➢ Assegurar um bom manuseamento dos pilares e parafusos durante o processo de montagem.

LIGAÇÃO TIPO	LIGAÇÃO EXTERNA	LIGAÇÃO INTERNA
DESCRIÇÃO	Depende inteiramente de 100% da pré-carga do parafuso para manter as ligações apertadas.	O cone de bloqueio do pilar de ligação cónica entra em contacto total com o interior do implante, acrescentando estabilidade da ligação.
INDICAÇÕES	Concebido para a restauração da arcada completa (arcada completamente desdentada utilizando uma série de implantes ligados entre si com barra de metal).	Ligação mais pequena , incluindo implantes de plataforma estreita.

MARGINAL PERDA DE OSSOS	superior em comparação com ligação interna	Menor em comparação com a ligação externa
COMPLICAÇÕES MECÂNICAS	Pode permitir micromovimentos do pilar, causando instabilidade da articulação e resultando no afrouxamento do parafuso do pilar ou mesmo em fadiga fratura.	Reduzir ou eliminar o stress transferido para o osso da crista.
EXEMPLOS	<ul><li>Hexágono cónico</li><li>Octógono exterior</li><li>Implante dentário Spline</li></ul>	<ul><li>6 pontos hexagonais internos</li><li>12 pontos internos</li><li>Tripé interno de 3 pontos</li><li>Octógono interno</li><li>Cone Morse</li></ul>

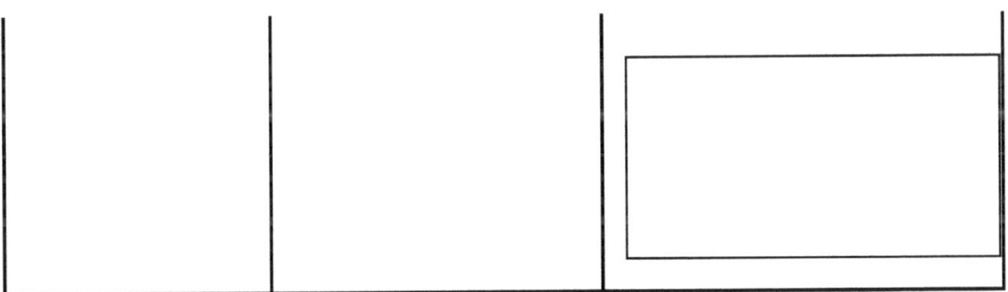

Tabela 7.1: Comparação das conexões implante-pilar externas e internas

Capítulo 8: Pilares de encaixe e pilares não de encaixe

A tomada de impressões de implantes múltiplos com uma conexão interna difere em muitos aspectos da tomada de impressões de implantes com uma conexão externa. Algumas configurações de conexão interna têm um ajuste íntimo com as respectivas coifas de impressão, o que pode dificultar a retirada da impressão e, por conseguinte, gerar um maior grau de distorção. Além disso, os implantes de conexão externa podem acomodar um maior grau de divergência do que os sistemas de conexão interna, devido à altura limitada do hexágono externo. Assim, dependendo do grau de divergência e da configuração da conexão interna, variáveis como a técnica de moldagem, o material de moldagem e a escolha das coifas de moldagem (com ou sem encaixe) influenciarão a exatidão da moldagem.

Se parte ou toda a configuração da conexão interna tiver paredes paralelas, o fabricante fornece normalmente dois tipos de coifas de impressão: uma que está bem adaptada e capta a caraterística anti-rotativa interna, que é necessária para fazer pilares individualizados (coifa de impressão de engate ou não rotacional), e uma que pode contactar apenas a área do ombro, evitando o contacto com as paredes internas para permitir uma retirada mais fácil (coifa de impressão de não engate ou rotacional). Este último tipo só pode ser utilizado quando se fabricam FPDs aparafusadas ao nível do dispositivo. A utilização de coifas de impressão de encaixe nestes casos resultará provavelmente num desajuste da estrutura devido ao encaixe rígido dos componentes. A retirada de uma impressão com implantes individuais múltiplos requer a flexão do material de impressão, quer se utilizem coifas de impressão de moldeira fechada ou aberta.

ENGAJAMENTO	NÃO ENVOLVENTE
• Indicado para restaurações unitárias. • Adicionada interface hexagonal para anti-rotação. • Ponto plano no corpo do implante para orientação e estabilidade acrescida.	• Indicado para pontes. • Interface redonda de não engate para uma ligeira divergência entre os implantes. • Forma circunferencial uniforme para uma boa trajetória de inserção da restauração.

Tabela 8.1: Pilares de encaixe vs. pilares não de encaixe

Com uma restauração aparafusada unitária, é necessário utilizar o pilar de encaixe. Esta medida irá bloquear a coroa individual na orientação correcta. Se for utilizado um pilar não engatável, o pilar pode rodar sobre o implante. Os contactos da coroa seriam as únicas áreas que forneceriam qualquer tipo de propriedades anti-rotação (Figura 8.1).

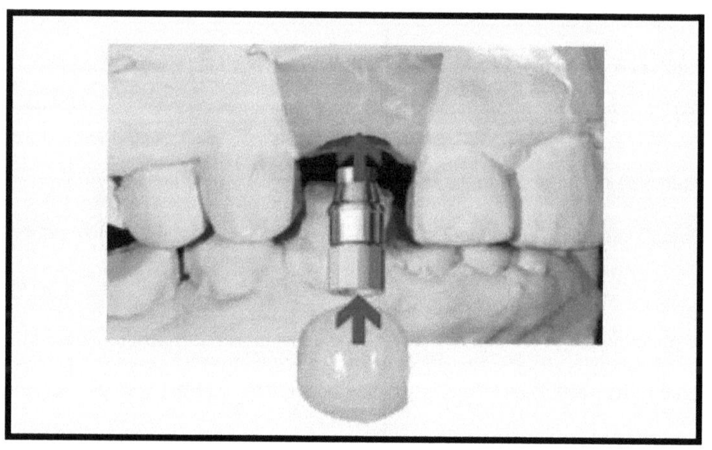

Fig. 8.1: É necessário utilizar um pilar de encaixe para uma coroa unitária, para que esta possa bloquear no orientação correcta

Quando mais de 2 restaurações de implantes unitários, são capazes de trabalhar em conjunto para evitar que qualquer pilar individual rode sobre os implantes de suporte. Não é necessário ter características anti-rotativas opcionais incorporadas. Devido a esta situação, são sempre utilizados pilares não engatáveis para restaurações aparafusadas com ferulização. Mas é importante notar também que os elementos anti-rotação em restaurações aparafusadas com ferulização também podem causar problemas se forem utilizados em alguns casos. Por exemplo, pode ser quase impossível obter um ajuste passivo com eles, ou quando os implantes não estão completamente paralelos uns aos outros, pode nem sequer ser possível assentar a ponte devido às interferências (Figura 8.2).

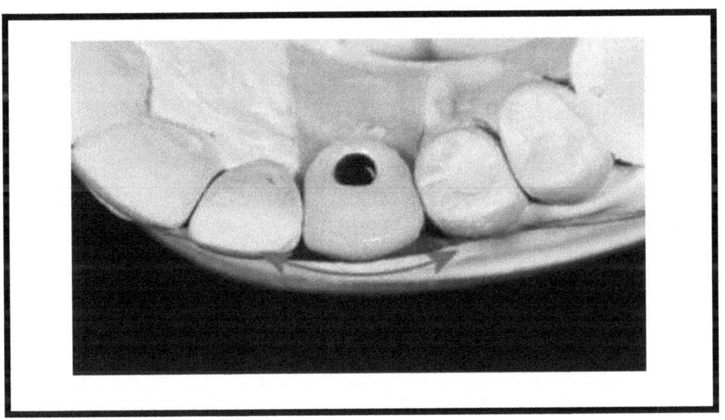

Fig. 8.2: É utilizado um pilar de não engate numa única unidade, a coroa pode rodar livremente

Capítulo 9: Implicações

A conexão implante-pilar provou ter um impacto significativo no sucesso da reabilitação protética de uma restauração suportada por implantes. Esta ligação não só fornece a base sobre a qual a restauração é suportada, como também mantém a integridade dos tecidos duros e moles que rodeiam o implante. No entanto, durante muito tempo, a "osseointegração" foi o único critério tido em conta para a avaliação do sucesso do implante. Isto mudou com o tempo e a tecnologia. Atualmente, a estética e os resultados funcionais também são critérios importantes a cumprir para um tratamento com implantes bem sucedido.

Mesmo com uma colocação bem sucedida do implante, se este não cumprir o seu objetivo estético, o tratamento é um fracasso. Do mesmo modo, se um implante osseointegrado não for capaz de suportar as forças oclusais e manter a sua estabilidade e rigidez, o tratamento é novamente considerado um fracasso.

Nestas circunstâncias, a ligação implante-pilar desempenha um papel crucial para manter os critérios biomecânicos. A resistência das conexões do implante determina se este pode suportar as cargas oclusais, enquanto a rigidez das conexões do implante tem como objetivo minimizar os micro-movimentos. As conexões do pilar do implante podem ser externas ou internas, dependendo da projeção distinta; externas ou encastradas no corpo do implante.

Em 1864, Stephen A. Morse, um mecânico empreendedor, inventou a ligação cónica Morse, que era utilizada para ligar dois componentes de máquinas rotativas em máquinas de perfuração.

Esta ligação foi mais tarde utilizada pela indústria ortopédica sob o nome genérico de "cones Morse" como meio de unir de forma fiável componentes modulares de articulações totais diretamente para artroplastia da anca.

O princípio do cone Morse é o do cone no cone, em que o munhão (a parte macho) e o furo (a parte fêmea) são ambos uniformemente cónicos. O furo é batido no munhão quando estes entram em contacto íntimo; assim, as tensões no interior dos materiais mantêm ambos os componentes fixos. Na última década, a biomecânica desta conexão favoreceu os requisitos das conexões de pilares de implantes, não só em termos físicos, mas também a nível microscópico, uma vez que foram capazes de contrariar os deméritos das conexões de pilares tradicionalmente utilizadas.

RESISTÊNCIA MECÂNICA

De um modo geral, as conexões internas mostraram inicialmente uma maior fragilidade em comparação com as conexões externas, especialmente para os pequenos diâmetros. Esta fragilidade deve-se à reentrância no corpo do implante destinada a proporcionar espaço para o pilar do implante.

Este facto afinou as paredes do implante e diminuiu a sua resistência. No entanto, estudos in vitro sugerem que as ligações internas apresentaram uma maior resistência do que as ligações externas sob fortes tensões de binário.

Chun *et al*, 2006, demonstraram que as ligações de hexágono interno distribuíam melhor a tensão dentro do implante e redistribuíam-na ainda mais dentro do osso. Isto foi possível devido à maior área de contacto entre o implante e o pilar. Na conexão de hexágono externo, a maior concentração de tensão foi encontrada entre a plataforma do implante e o pilar, o que indiretamente levou ao comprometimento da largura biológica.

Balik *et al* investigaram as distribuições de tensão em 5 sistemas diferentes de conexão implante-pilar em condições de carga semelhantes. A ligação hexagonal externa apresentou os valores de deformação mais elevados e o sistema de ligação implante-pilar hexagonal interno apresentou os valores de deformação mais baixos.

Norton *et al* afirmaram que, no que diz respeito às características de resistência entre as juntas de topo cónicas e hexagonais externas, a junta cónica é aproximadamente 60% mais forte. Hansson verificou que o pico das tensões de cisalhamento interfaciais osso-implante geradas pela interface cónica implante-pilar era inferior ao produzido pela interface de topo plano. O implante com a interface cónica pode resistir a uma carga axial maior do que o implante com a interface de topo plano.

As fixações com hexágono externo mostraram um aumento da tensão na área cervical sob carga horizontal, enquanto que nas fixações com hexágono interno a tensão foi na área da ponta da fixação. Dentro das limitações do estudo do modelo, sugeriu-se que as fixações com hexágono interno apresentavam uma distribuição de força amplamente distribuída até à ponta da fixação, em comparação com as fixações com hexágono externo.

DESEMPENHO DE TENSÃO/CARGA

Os desenhos dos pilares de implantes mostram diferentes graus de remodelação da crista óssea peri-implantar depois de sujeitos a carga funcional.

Numa avaliação histológica e histomorfológica da reabsorção óssea marginal em torno de implantes em cães, Resende *et al.* demonstraram a menor quantidade de perda óssea para os implantes cónicos Morse, tanto no lado vestibular como no lado lingual, enquanto que os implantes hexagonais externos apresentaram uma maior perda óssea.

Quaresma et al. em 2008 mostraram que a tensão é melhor distribuída no osso alveolar, mas mais concentrada no próprio pilar no implante cónico Morse. Enquanto os pilares hexagonais internos produzem maiores tensões no osso alveolar e na prótese, mas menores tensões no sistema de pilares.

DESEMPENHO/RESISTÊNCIA À FADIGA POR CARGA

A falha dos pilares foi dependente do sistema e ocorreu principalmente na região do ponto mais fraco, os parafusos, respetivamente, as partes roscadas, ou entre as partes roscadas ou não roscadas do pilar. Khraisat *et al.* relataram uma diferença significativa entre os sistemas de conexão cónico Morse e hexagonal externo; na medida em que não foram observadas fracturas para o grupo cónico Morse, enquanto a taxa média de fratura para os grupos hexagonais externos foi entre 1733 e 1778 ciclos.

O desenho da superfície de contacto implante-pilar e as propriedades de retenção das uniões aparafusadas afectam a resistência mecânica do complexo implante-pilar. A fadiga é um dano estrutural progressivo, localizado e permanente que ocorre num material sujeito a tensões repetidas ou flutuantes.

Steinebrunner concluiu que os sistemas de implantes com conexões internas longas de tubo em tubo e fixação por ranhura de came mostraram vantagens no que diz respeito à longevidade e à resistência à fratura, em comparação com os sistemas com designs de conexões internas ou externas mais curtas.

RESISTÊNCIA DE CARGA MÁXIMA

Foram observados valores mais elevados de resistência à carga máxima para o pilar de implante cónico interno em comparação com as ligações hexagonais internas com um pilar de duas peças. As fracturas apenas ocorreram no grupo hexagonal interno no ponto mais fraco; a parte roscada do parafuso. Os sistemas de conexões cónicas internas implante-pilar mostraram maior resistência às forças de flexão do que outras conexões internas.

MICRO-GAP

As micro lacunas nas ligações externas e internas entre implante e pilar foram sempre evidentes. Além disso, os micro-movimentos actuam como um efeito de bombagem, que atrai fluidos intra-orais para os espaços, tornando-os um local de abrigo para o crescimento bacteriano. Numerosos estudos demonstraram a presença de crescimento bacteriano nestes espaços, o que afecta diretamente a continuidade da largura biológica e pode levar à perda óssea marginal e à peri-implantite.

Na conexão do pilar com cone Morse, observa-se uma interface soldada a frio entre o implante e o pilar, o que reduziu consideravelmente a presença de quaisquer microfendas e micromovimentos entre os acessórios.

Um estudo comparativo efectuado por Jaworski et al., 2012, demonstrou uma penetração bacteriana significativamente inferior no cone Morse (30% dos casos) em comparação com as conexões externas (60%). Quando comparados entre cones Morse e conexões internas, Tripodi *et al.* em 2012 demonstraram que 2 dos 10 implantes de cones Morse estavam contaminados contra 5 dos implantes de conexões hexagonais internas.

F.Gil *et al concluíram* que a conexão externa apresentou mais microinfiltração (Micro gap de 1,22 microns) do que as conexões internas (micro gap de 0,97 microns). Nascimento et al concluíram que os implantes de conexão cone Morse apresentaram as menores contagens bacterianas quando comparados com os implantes de conexão interna e externa, tanto em condições de carga como de descarga, sem diferenças significativas entre eles.

MUDANÇA DE PLATAFORMA

O conceito de platform switching foi introduzido por Lazzara e Porter com base na hipótese de que um pilar mais estreito pode aumentar a distância entre a contaminação do micro-gap implante-pilar e o osso da crista e pode permitir o estabelecimento de uma largura biológica adequadamente dimensionada, reduzindo assim a reabsorção óssea.

Siffert e Etienne *et al.*, em 2011, afirmaram numa revisão que os implantes com plataforma comutada apresentaram consequências biológicas e biomecânicas que levaram à diminuição da reabsorção óssea. Biologicamente, observaram um reposicionamento horizontal da largura biológica em direção à junção do pilar do implante, o que reposicionou os infiltrados inflamatórios e criou uma articulação da mucosa. Em consequência biomecânica, observaram que as forças se concentraram mais em direção ao centro do implante, que foi redistribuído harmoniosamente no osso. Assim, os tecidos na junção pilar-implante sofrem menos stress.

Uma vez que as ligações internas estão frequentemente associadas à mudança de plataforma, o que lhes confere uma vantagem adicional em relação às ligações externas. Zipprich *et al.*, em 2007, mostraram que as ligações cónicas Morse não apresentavam abertura de micro-gap durante os micro-movimentos em relação a outras ligações internas (sem mudança de plataforma).

LARGURA BIOLÓGICA

O tecido periodontal à volta de um implante deve atuar como uma barreira contra o ambiente oral, o que evita que os infiltrados bacterianos contaminem as superfícies dos implantes.

Em 2013, Tomasi *et al.* realizaram um estudo experimental em humanos sobre a morfogénese da mucosa peri-implantar. Foi observado em 21 pacientes que receberam um único dente suportado por implantes que a presença de tecido conjuntivo e ligação epitelial na superfície do implante cerca de 8 semanas.

Embora a obtenção da largura biológica dependa de muitos outros factores, como a presença de hábitos parafuncionais como o bruxismo, o biótipo gengival e a posição do implante, o tipo de conexão implante-pilar também desempenha um papel crucial. A presença de micro-gap, a infiltração bacteriana e a existência de micro-movimento do pilar predispõem à contaminação bacteriana e prejudicam a largura biológica. Se a largura biológica for invadida e reduzida para < 3 mm, haverá formação de bolsas ou recessão gengival, dependendo do biótipo gengival, e, em última análise, conduzirá ao fracasso do implante.

Quando comparadas com as ligações externas do pilar, as ligações internas apresentam um desempenho superior em termos de resistência mecânica, distribuição de tensões, microgap e penetração bacteriana; assim, os implantes suportados com ligações internas do pilar preservam melhor a largura biológica do que as ligações externas.

Quando comparadas com outras conexões internas de pilares, as conexões cónicas Morse distribuíram melhor a tensão ao nível do osso alveolar e resistiram melhor à fuga de bactérias. As conexões cónicas Morse com platform switching mostraram uma redução da inflamação e da perda óssea. Por conseguinte, a conexão cónica Morse preserva melhor a largura biológica do que outras conexões internas.

EFEITO DO MATERIAL DO PILAR

Anteriormente, os pilares eram feitos de titânio até à recente introdução de pilares de cerâmica. Os problemas com os pilares de titânio são a microfenda, a fadiga consecutiva e o desgaste na interface.

Yuzugullu *et al* avaliaram as interfaces implante-pilar após a carga dinâmica de pilares de titânio, alumina e zircónia. Após a carga dinâmica, não houve diferença significativa entre os grupos de óxido de alumínio, óxido de zircónio e pilar de titânio no que diz respeito ao micro gap. A zircónia mostra a máxima biocompatibilidade com a integração dos tecidos moles.

Outro estudo efectuado por Yuong Jo *et al* avaliou a influência dos materiais do pilar na estabilidade da articulação implante-pilar em sistemas de implantes do tipo conexão cónica interna, utilizando pilares fabricados com titânio comercialmente puro de grau 3 (grupo T3), titânio comercialmente puro de grau 4 (grupo T4) ou Ti-6Al-4V (grupo TA). Desde que os riscos biológicos possam ser excluídos, seria recomendável utilizar materiais de pilar com elevada resistência e baixos coeficientes de fricção para melhorar a estabilidade mecânica da interface implante-pilar.

Bibliografia

1. Binon PP. Implantes e componentes: entrar no novo milénio. A revista internacional de implantes orais e maxilofaciais. 2000 Jan 1;15(1):76-94.

2. Branemark PI. Implantes osseointegrados no tratamento do maxilar edêntulo. Experiência de um período de 10 anos. Scand. J. Plast. Reconstr. Surg. Suppl. 1977;16.

3. Adell R, Lekholm U, Rockler BR, Brånemark PI. Um estudo de 15 anos de implantes osseointegrados no tratamento de maxilares edêntulos. Revista internacional de cirurgia oral. 1981 Jan 1;10(6):387-416.

4. Albrektsson T, Dahl E, Enbom L, Engevall S, Engquist B, Eriksson AR, Feldmann G, Freiberg N, Glantz PO, Kjellman O, Kristersson L. Implantes orais osteointegrados: um estudo multicêntrico sueco de 8139 implantes Nobelpharma inseridos consecutivamente. Journal of periodontology. 1988 maio;59(5):287-96.

5. Adell R, Eriksson B, Lekholm U, Brånemark PI, Jemt T. Um estudo de acompanhamento a longo prazo de implantes osseointegrados no tratamento de maxilares totalmente desdentados. Jornal Internacional de Implantes Orais e Maxilofaciais. 1990 Dec 1;5(4).

6. Esposito M, Hirsch JM, Lekholm U, Thomsen P. Factores biológicos que contribuem para falhas de implantes orais osseointegrados, (I). Critérios de sucesso e epidemiologia. Revista europeia de ciências orais. 1998 Feb;106(1):527-51.

7. Lekholm UL, Gunne J, Henry P, Higuchi K, Lindén U, Bergström C, Van Steenberghe D. Sobrevivência do implante Brånemark em maxilares parcialmente edêntulos: um estudo prospetivo multicêntrico de 10 anos. Jornal Internacional de Implantes Orais e Maxilofaciais. 1999 Sep 1;14(5):639-45.

8.	Nevins M, Langer B. A aplicação bem sucedida de implantes osseointegrados no maxilar posterior: um estudo retrospetivo a longo prazo. Jornal Internacional de Implantes Orais e Maxilofaciais. 1993 Jul 1;8(4).

9.	Gopt. Glossário de termos de prótese dentária (GPT-8). J Prosthet Dent. 2005;94.

10.	Sones AD. Complicações com implantes osseointegrados. The Journal of prosthetic dentistry. 1989 Nov 1;62(5):581-5.

11.	Inglês CE. Implantes hexagonais externos, pilares e dispositivos de transferência: uma visão abrangente. Implantologia. 1992 Jan 1;1(4):273-82.

12.	Jemt T. Próteses fixas suportadas por implantes no maxilar edêntulo. Um relatório de acompanhamento de cinco anos. Investigação clínica sobre implantes orais. 1994 Sep;5(3):142-7.

13.	Eckert SE, Wollan PC. Revisão retrospetiva de 1170 implantes endósseos colocados em maxilares parcialmente edêntulos. The Journal of prosthetic dentistry. 1998 Abr 1;79(4):415-21.

14.	Schulte W. 15 Jahre Tuebinger Implantat und seine Weiterentwicklung zum Frialit 2 (R)- System. Zahnaerztl Implantol. 1992;8:77-96.

15.	Arvidson K, Bystedt H, Ericsson I. Estudos histométricos e ultra-estruturais dos tecidos que rodeiam os implantes dentários Astra em cães. Jornal Internacional de Implantes Orais e Maxilofaciais. 1990 Jun 1;5(2).

16.	Misch CE. Contemporary implant dentistry-E-Book. Elsevier Ciências da Saúde; 2007 Nov 26.

17.	Norton MR. Uma avaliação in vitro da resistência de uma interface cónica interna em comparação com uma interface de junta de topo na conceção de implantes. Investigação Clínica sobre Implantes Orais. 1997 Ago;8(4):290-8.

18.	Norton MR. Avaliação das propriedades de soldadura a frio da interface cónica interna de dois sistemas de implantes disponíveis no mercado. O Jornal de odontologia protética. 1999 Feb 1;81(2):159-66.

19. Weiss EI, Kozak D, Gross MD, Maurice T. Efeito de fechos repetidos nos valores de torque de abertura em sete sistemas pilar-implante. O jornal de odontologia protética. 2000 Aug 1;84(2):194-9.

20. Gratton DG, Aquilino SA, Stanford CM. Propriedades de micromovimento e fadiga dinâmica da interface implante-pilar dentário. The Journal of prosthetic dentistry. 2001 Jan 1;85(1):47-52.

21. Khraisat A, Stegaroiu R, Nomura S, Miyakawa O. Resistência à fadiga de dois designs de articulações implante/pilar. The Journal of prosthetic dentistry. 2002 Dec 1;88(6):604- 10.

22. Kitagawa T, Tanimoto Y, Odaki M, Nemoto K, Aida M. Influência do design da articulação implante/pilar no afrouxamento do parafuso do pilar num sistema de implantes dentários. Journal of Biomedical Materials Research Part B: Applied Biomaterials: An Official Journal of The Society for Biomaterials, The Japanese Society for Biomaterials, The Australian Society for Biomaterials and the Korean Society for Biomaterials. 2005 Nov;75(2):457-63.

23. Maeda Y, Satoh T, Sogo M. Diferenças in vitro de concentrações de tensão para ligações implante-pilar hexagonais internas e externas: uma breve comunicação. Jornal de reabilitação oral. 2006 Jan;33(1):75-8.

24. Piermatti J, Yousef H, Luke A, Mahevich R, Weiner S. Uma análise in vitro da perda de torque do parafuso do implante com sistemas de implantes de conexão interna e hexagonal externa. Implant Dentistry. 2006 Dec 1;15(4):427-35.

25. Erneklint C, Oedman P, Örtengren U, Karisson S. Uma avaliação da carga in vitro de um sistema de implante cónico com 2 designs de pilar e 3 ligas de parafuso de retenção

diferentes. Jornal Internacional de Implantes Orais e Maxilofaciais. 2006 Sep 1;21(5).

26.   Steinebrunner L, Wolfart S, Ludwig K, Kern M. O design da interface implante-pilar afecta a resistência à fadiga e à fratura dos implantes. Investigação clínica sobre implantes orais. 2008 Dec;19(12):1276-84.

27.   Dittmer S, Dittmer MP, Kohorst P, Jendras M, Borchers L, Stiesch M. Efeito da conceção da ligação implante-pilar na capacidade de carga e no modo de falha dos implantes. Jornal de Dentisteria Protética: Dentisteria de Implantes, Estética e Reconstrutiva. 2011 Oct;20(7):510-6.

28.   Gracis S, Michalakis K, Vigolo P, Vult von Steyern P, Zwahlen M, Sailer I. Ligações internas vs. externas para pilares/reconstruções: uma revisão sistemática. Investigação clínica sobre implantes orais. 2012 Oct;23:202-16.

29.   Sahabi M, Adibrad M, Mirhashemi FS, Habibzadeh S. Efeitos biomecânicos da mudança de plataforma em dois sistemas de implantes diferentes: uma análise tridimensional de elementos finitos. Jornal de Medicina Dentária (Teerão, Irão). 2013 Jul;10(4):338.

30.   Enkling N, Jöhren P, Katsoulis J, Bayer S, Jervøe-Storm PM, Mericske-Stern R, Jepsen S. Influência da mudança de plataforma nas alterações a nível ósseo: um ensaio clínico aleatório de três anos. Jornal de investigação dentária. 2013 Dec;92(12_suppl):139S-45S.

31.   Sivolella S, Guazzo R, Bressan E, Berengo M, Stellini E. Troca de plataforma em implantes hexagonais externos de diâmetro largo: uma análise de elementos finitos. Jornal de Medicina Dentária Clínica e Experimental. 2013 Abr;5(2):e77.

32.   Lee JH, Kim DG, Park CJ, Cho LR. Deslocações axiais em lesões externas e internas ligação implante-pilar. Investigação clínica sobre implantes orais. 2014 Feb;25(2):e83-9.

33.   Canullo L, Penarrocha-Oltra D, Soldini C, Mazzocco F, Penarrocha M, Covani U. Avaliação microbiológica da interface implante-pilar em diferentes conexões: estudo

transversal após 5 anos de carga funcional. Investigação clínica sobre implantes orais. 2015 Apr;26(4):426-34.

34.   Asvanund P. Uma análise de strain gauge comparando ligações implante-pilar externas e internas. Implant Dentistry. 2014 Abr 1;23(2):206-11.

35.   Kütan E, Bolukbasi N, Yildirim-Ondur E, Ozdemir T. Avaliação clínica e radiográfica das alterações ósseas marginais em torno de implantes platform-switching colocados em posições crestal ou subcrestal: Um ensaio clínico controlado e randomizado. Dentisteria de implantes clínicos e investigação relacionada. 2015 Oct;17:e364-75.

36.   Chrcanovic BR, Albrektsson T, Wennerberg A. Platform switch e implantes dentários: Uma meta-análise. Journal of dentistry. 2015 Jun 1;43(6):629-46.

37.   Herekar M, Sethi M, Mulani S, Fernandes A, Kulkarni H. Influência da mudança de plataforma na perda óssea periimplantar: uma revisão sistemática e meta-análise. Implantodontia. 2014 Aug 1;23(4):439-50.

38.   Bouazza-Juanes K, Martínez-González A, Peiró G, Ródenas JJ, López-Mollá MV. Efeito da mudança de plataforma no osso peri-implantar: Um estudo de elementos finitos. Journal of Clinical and Experimental Dentistry. 2015 Oct;7(4):e483.

39.   Linkevicius T, Puisys A, Steigmann M, Vindasiute E, Linkeviciene L. Influência da espessura vertical dos tecidos moles nas alterações da crista óssea em redor de implantes com troca de plataforma: um estudo clínico comparativo. Dentisteria de implantes clínicos e investigação relacionada. 2015 Dec;17(6):1228-36.

40.   Carvalho BA, Vedovatto E, Carvalho PS, Mazaro JV, Falcón-Antenucci RM. Efeito da ciclagem mecânica no torque do parafuso em implantes de hexágono externo com e sem platform switching. Revista Brasileira de Odontologia. 2015 maio;26:284-7.

41.   Watanabe F, Hiroyasu K, Ueda K. A resistência à fratura através de um teste de torção na interface implante-pilar. Revista Internacional de Implantologia. 2015 Dec;1(1):1-5.

42. Bordin D, Witek L, Fardin VP, Bonfante EA, Coelho PG. Falha por fadiga de implantes estreitos com diferentes desenhos de conexão implante-pilar. Journal of Prosthodontics. 2018 Aug;27(7):659-64.

43. de Oliveira Silva TS, Alencar SM, da Silva Valente V, de Moura CD. Efeito do índice hexagonal interno no torque de remoção e na força de remoção por tração de diferentes pilares com conexão cônica Morse. The Journal of Prosthetic Dentistry. 2017 May 1;117(5):621-7.

44. de Medeiros RA, Pellizzer EP, Vechiato Filho AJ, Dos Santos DM, da Silva EV, Goiato MC. Avaliação da perda óssea marginal de implantes dentários com conexões internas ou externas e sua associação com outras variáveis: Uma revisão sistemática. The Journal of Prosthetic Dentistry. 2016 Oct 1;116(4):501-6.

45. Anchieta RB, Machado LS, Hirata R, Coelho PG, Bonfante EA. Sobrevivência e modos de falha: platform-switching para próteses dentárias fixas cimentadas com hexágono interno e externo. European journal of oral sciences. 2016 Oct;124(5):490-7.

46. Duque AD, Aristizabal AG, Londono S, Castro L, Alvarez LG. Prevalência de doença peri-implantar em implantes platform switching: um estudo piloto transversal. Brazilian Oral Research. 2015 dez 15;30.

47. Rocha S, Wagner W, Wiltfang J, Nicolau P, Moergel M, Messias A, Behrens E, Guerra F. Efeito da mudança de plataforma nos níveis de crista óssea à volta dos implantes na mandíbula posterior: Resultados de 3 anos de um ensaio clínico aleatório multicêntrico. Jornal de periodontologia clínica. 2016 Apr;43(4):374-82.

48. Macedo JP, Pereira J, Vahey BR, Henriques B, Benfatti CA, Magini RS, López-López J, Souza JC. Implantes dentários com cone Morse e platform switching: O novo paradigma da implantologia oral. Revista Europeia de Medicina Dentária. 2016 Jan;10(01):148-54.

49.   Lemos CA, Verri FR, Bonfante EA, Júnior JF, Pellizzer EP. Comparação das conexões implante-pilar externa e interna para próteses implanto-suportadas. Uma revisão sistemática e meta-análise. Journal of Dentistry. 2018 Mar 1;70:14-22.

50.   Harlos MM, Bezerra da Silva T, Peruzzo DC, Napimoga MH, Joly JC, Martinez EF. Análise microbiológica in vitro do selamento bacteriano em conexão cônica de pilar híbrido de zircônia. Implantodontia. 2017 Abr 1;26(2):245-9.

51.   Hsu PF, Yao KT, Kao HC, Hsu ML. Efeitos da carga axial na força de extração dos pilares de conexão cónica no implante Ankylos. Jornal internacional de implantes orais e maxilofaciais. 2018 Jul 1;33(4)...

52.   Öztürk Ö, Külünk T, Külünk Ş. Influência de diferentes ligações implante-pilar na distribuição da tensão em implantes inclinados simples e osso periférico: Uma análise tridimensional de elementos finitos. Materiais biomédicos e engenharia. 2018 Jan 1;29(4):513-26.

53.   Caricasulo R, Malchiodi L, Ghensi P, Fantozzi G, Cucchi A. A influência da ligação implante-pilar na perda óssea peri-implantar: Uma revisão sistemática e meta-análise. Implantologia clínica e investigação relacionada. 2018 Aug;20(4):653-64.

54.   Vetromilla BM, Brondani LP, Pereira-Cenci T, Bergoli CD. Influência de diferentes desenhos de conexão implante-pilar no comportamento mecânico e biológico de implantes unitários na zona estética maxilar: Uma revisão sistemática. The Journal of prosthetic dentistry. 2019 Mar 1;121(3):398-403.

55.   Ramalho I, Witek L, Coelho PG, Bergamo E, Pegoraro LF, Bonfante EA. Influência do método de fabrico do pilar na adaptação 3D da conexão implante-pilar. Int J Prosthodont. 2020 Nov 1;33(06):641-7.

56.   Camps-Font O, Rubianes-Porta L, Valmaseda-Castellón E, Jung RE, Gay-Escoda C, Figueiredo R. Comparação de ligações externas, internas planas a planas e cónicas de

pilares de implantes para próteses suportadas por implantes: Uma revisão sistemática e meta-análise de rede de ensaios clínicos aleatórios. O Jornal de Odontologia Protética. 2021 Nov 12.

57.   Lee H, Jo M, Sailer I, Noh G. Efeitos do diâmetro do implante, do tipo de ligação implante-pilar e da densidade óssea na estabilidade biomecânica dos componentes do implante e do osso: Um estudo de análise de elementos finitos. O Jornal de Medicina Dentária Protética. 2022 Oct 1;128(4):716- 28.

58.   Muley N, Prithviraj DR, Gupta V. Evolução da ligação externa e interna do implante ao pilar. Int J Oral Implantol Clin Res 2012;3(3):122-129.

59.   Jemt T, Lekholm U. Tratamento com implantes orais em maxilares posteriores parcialmente edêntulos: um relatório de acompanhamento de 5 anos. Jornal Internacional de Implantes Orais e Maxilofaciais. 1993 Nov 1;8(6).

60.   Nevins M, Langer B. A aplicação bem sucedida de implantes osseointegrados no maxilar posterior: um estudo retrospetivo a longo prazo. Jornal Internacional de Implantes Orais e Maxilofaciais. 1993 Jul 1;8(4).

61.   Inglês CE. Implantes hexagonais externos, pilares e dispositivos de transferência: uma visão abrangente. Implantologia. 1992 Jan 1;1(4):273-82.

62.   Beaty K, Binon P, Brunski J. O papel dos parafusos nos sistemas de implantes. Int J Oral Maxillofac Implants. 1994;9(Suppl):52-4.

63.   Meng JC, Everts JE, Qian F, Gratton DG. Influência da geometria da conexão na micromovimentação dinâmica na interface implante-pilar. International Journal of Prosthodontics. 2007 Nov 1;20(6).

64.   Binon PP. O implante spline: desenho, engenharia e avaliação. Revista Internacional de Prótese Dentária. 1996 Sep 1;9(5).

65.   Niznick G. A ligação implante-pilar: A chave para o sucesso protético. Compendium (Newtown, Pa.). 1991 Dec;12(12):932-8.

66.   Barzilay I. Precisão rotacional dos componentes de implantes para implantes unitários com forma de raiz.

Atualização em implantologia dentária. 1991 Jan;2(1):5-7.

67.   Niznick GA. O sistema de implantes Core-Vent. A evolução de um implante osseoventegrado.

Implantologista. 1983;3(1):34-46.

68.   Niznick G. A ligação implante-pilar: A chave para o sucesso protético. Compendium (Newtown, Pa.). 1991 Dec;12(12):932-8.

69.   Krennmair G, Schmidinger S, Waldenberger O. Substituição de um único dente com o sistema Frialit-2: uma análise clínica retrospetiva de 146 implantes. Jornal Internacional de Implantes Orais e Maxilofaciais. 2002 Jan 1;17(1).

70.   Vogel C. Prospektive Untersuchung zu Überlebensrate und zustandsbeschreibenden Parametern des periimplantären Gewebes an ZL-Duraplant-Implantaten.

71.   Tang CB, Liu SY, Zhou GX, Yu JH, Zhang GD, Bao YD, Wang QJ. Análise de elementos finitos não lineares de três designs de interface implante-pilar. Revista internacional de ciência oral. 2012 Jun;4(2):101-8.

72.   Jing L, Xin X, Guangshui J, Yanjin G, Haiyun H, Jin L, Xiaoni M. Análise de elementos finitos tridimensionais da tensão interior de dois tipos de implantes Replace. Jornal de Estomatologia da China Ocidental. 2011 Oct 1;29(5).

73.   Ding TA, Woody RD, Higginbottom FL, Miller BH. Avaliação do desenho do implante/pilar ITI Morse taper com uma modificação interna. Jornal Internacional de Implantes Orais e Maxilofaciais. 2003 Nov 1;18(6).

74.   Oh TJ, Yoon J, Misch CE, Wang HL. As causas da perda óssea precoce de implantes: mito ou ciência? Journal of periodontology. 2002 Mar;73(3):322-33.

75.   Abrahamsson I, Berglundh T, Lindhe J. A barreira da mucosa após a

desconexão/reconexão do pilar: um estudo experimental em cães. Jornal de periodontologia clínica. 1997 Aug;24(8):568-72.

76.   Gardner DM. Platform switching como meio de alcançar a estética dos implantes. New York State Dental Journal. 2005 Abr 1;71(3):34.

77.   Gargiulo AW, Wentz FM, Orban B. Dimensões e relações da junção dentogengival em humanos. O Jornal de Periodontologia. 1961 Jul;32(3):261-7.

78.   Cochran DL, Hermann JS, Schenk RK, Higginbottom FL, Buser D. Largura biológica à volta de implantes de titânio. Uma análise histométrica da junção implanto-gengival em redor de implantes sem carga e com carga não submersa na mandíbula do canino. Journal of periodontology. 1997 Feb;68(2):186-97.

79.   Berglundh TY, Lindhe J, Ericsson I, Marinello CP, Liljenberg B, Thornsen P. A barreira de tecido mole em implantes e dentes. Investigação clínica sobre implantes orais. 1991 Abr;2(2):81-90.

80.   Cappiello M, Luongo R, Di Iorio D, Bugea C, Cocchetto R, Celletti R. Avaliação da perda óssea peri-implantar em redor de implantes platform-switched. Jornal Internacional de Periodontia e Dentisteria Restauradora. 2008 Aug 1;28(4).

81.   Raghavan R, Shajahan PA, Manoj AA. Troca de plataforma para preservação do osso marginal em torno de implantes dentários: Uma revisão sistemática.

82.   Hermann F, Lerner H, Palti A. Factores que influenciam a preservação do osso marginal periimplantar. Implantodontia. 2007 Jun 1;16(2):165-75.

83.   Makigusa K. Comparação histológica da largura biológica à volta dos dentes versus implante: O efeito na preservação óssea. J Implant Reconstr Dent. 2009;1(1):20-4.

84.   Garber DA, Salama MA, Salama H. Substituição dentária total imediata. Compêndio.

2001 Mar;22(3):210-8.

85.   Hermann JS, Buser D, Schenk RK, Cochran DL. Alterações da crista óssea em

redor de implantes de titânio. Uma avaliação histométrica de implantes submersos e não submersos sem carga na mandíbula canina. Jornal de periodontologia. 2000 Sep;71(9):1412-24.

86.	Lazzara RJ, Porter SS. Platform switching: um novo conceito em implantologia para o controlo dos níveis ósseos da crista pós-restauração. Revista Internacional de Periodontia e Odontologia Restauradora. 2006 Jan 1;26(1).

87.	Luongo R, Traini T, Guidone PC, Bianco G, Cocchetto R, Celletti R. Respostas dos tecidos duros e moles à técnica de platform-switching. Jornal Internacional de Periodontia e Dentisteria Restauradora. 2008 Dec 1;28(6).

88.	Maeda Y, Horisaka M, Yagi K. Fundamentação biomecânica para uma sobredentadura mandibular retida por um único implante: um estudo in vitro. Investigação clínica sobre implantes orais. 2008 Mar;19(3):271-5.

89.	Schrotenboer J, Tsao YP, Kinariwala V, Wang HL. Efeito da mudança de plataforma na tensão óssea da crista do implante: uma análise de elementos finitos. Implantologia. 2009 Jun 1;18(3):260-9.

90.	Oh TJ, Yoon J, Misch CE, Wang HL. As causas da perda óssea precoce de implantes: mito ou ciência? Journal of periodontology. 2002 Mar;73(3):322-33.

91.	Albrektsson T, Zarb GA. Interpretações actuais da resposta osseointegrada: significado clínico. Jornal Internacional de Prótese Dentária. 1993 Mar 1;6(2).

92.	Alves DC, de Carvalho PS, Elias CN, Vedovatto E, Martinez EF. Análise in vitro do selamento microbiológico de implantes cônicos após ciclagem mecânica. Clinical oral investigations. 2016 Dec;20(9):2437-45.

93.	Binon PP. O efeito do desajuste hexagonal implante/pilar na estabilidade da articulação do parafuso.

Revista Internacional de Prótese Dentária. 1996 Mar 1;9(2).

94.	Karl M, Taylor TD. Parâmetros que determinam a micromovimentação na interface implante-pilar. Jornal Internacional de Implantes Orais e Maxilofaciais. 2014 Dec 1;29(6).

95.   Teixeira W, Ribeiro RF, Sato S, Pedrazzi V. Microinfiltração em e de implantes de duas fases: um estudo comparativo in vitro. Jornal Internacional de Implantes Orais e Maxilofaciais. 2011 Jan 1;26(1).

96.   Nair SP, Meghji S, Wilson M, Reddi K, White P, Henderson B. Bacterially induced bone destruction: mechanisms and misconceptions. Infection and immunity. 1996 Jul;64(7):2371-80.

97.   Baixe S, Tenenbaum H, Etienne O. Contaminação microbiana das conexões implante-pilar: Revisão da literatura. Revue de Stomatologie, de Chirurgie Maxillo-faciale et de Chirurgie Orale. 2015 Dec 30;117(1):20-5.

98.   Passos SP, Gressler May L, Faria R, Özcan M, Bottino MA. Gap implante-pilar versus colonização microbiana: Significado clínico baseado numa revisão da literatura. Jornal de Investigação de Materiais Biomédicos Parte B: Biomateriais Aplicados. 2013 Oct;101(7):1321-8.

99.   Gracis S, Michalakis K, Vigolo P, Vult von Steyern P, Zwahlen M, Sailer I. Ligações internas vs. externas para pilares/reconstruções: uma revisão sistemática. Investigação clínica sobre implantes orais. 2012 Oct;23:202-16.

100.   Odo CH, Pimentel MJ, Consani RL, Mesquita MF, Nóbilo MA. Tensão em implantes de hexágono externo e cone Morse submetidos à carga imediata. Journal of Oral Biology and Craniofacial Research. 2015 Sep 1;5(3):173-9.

101.   Hernigou P, Queinnec S, Flouzat Lachaniette CH. Cento e cinquenta anos de história do cone Morse: de Stephen A. Morse em 1864 às complicações relacionadas com a modularidade na artroplastia da anca. International orthopaedics. 2013 Oct;37(10):2081-8.

102.   Chun HJ, Shin HS, Han CH, Lee SH. Influência do tipo de pilar do implante na

distribuição da tensão no osso sob várias condições de carga utilizando a análise de elementos finitos. Jornal Internacional de Implantes Orais e Maxilofaciais. 2006 Mar 1;21(2).

103. Balik A, Karatas MO, Keskin H. Efeitos de diferentes concepções de ligação do pilar na distribuição da tensão em torno de cinco implantes diferentes: uma análise tridimensional de elementos finitos. Jornal de Implantologia Oral. 2012 Oct 1;38(S1):491-6.

104. Quaresma SE, Cury PR, Sendyk WR, Sendyk C. Análise por elementos finitos de dois implantes dentários diferentes: distribuição de tensões na prótese, no pilar, no implante e no osso de suporte. Jornal de Implantologia Oral. 2008 Feb;34(1):1-6.

105. Khraisat A, Stegaroiu R, Nomura S, Miyakawa O. Resistência à fadiga de dois projectos de articulações implante/pilar. The Journal of prosthetic dentistry. 2002 Dec 1;88(6):604- 10.

106. Tripodi D, D'Ercole S, Iaculli F, Piattelli A, Perrotti V, Iezzi G. Grau de microinfiltração bacteriana na junção implante-pilar em implantes cónicos Cone Morse em condições de carga e descarga. Jornal de biomateriais aplicados e materiais funcionais. 2015 Oct;13(4):367-71.

107. Tomasi C, Tessarolo F, Caola I, Wennström J, Nollo G, Berglundh T. Morphogenesis of peri-implant mucosa revisited: an experimental study in humans. Investigação clínica sobre implantes orais. 2014 Sep;25(9):997-1003.

108. Cochran DL, Hermann JS, Schenk RK, Higginbottom FL, Buser D. Largura biológica à volta de implantes de titânio. Uma análise histométrica da junção implanto-gengival em redor de implantes sem carga e com carga não submersa na mandíbula do canino. Journal of periodontology. 1997 Feb;68(2):186-97.

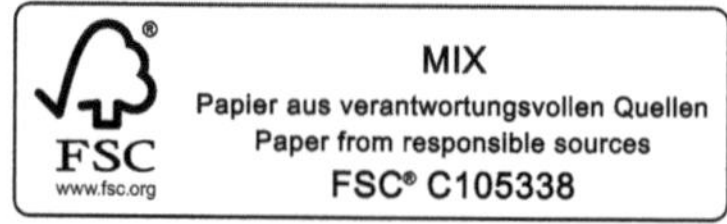

Printed by Books on Demand GmbH, Norderstedt / Germany